Iris A. Hicking

Energiearbeit für Einsteiger

W0085478

ENERGIE-ARBEIT

FÜR EINSTEIGER

Heilarbeit für Körper & Seele

Iris Hicking

||||||||||||||||||| SILBERSCHNUR VERLAG

Hinweis

Weder der Verlag noch die Autorin übernehmen eine Haftung für eventuelle Nachteile oder auftretende Schäden durch die Übungen und Hinweise in diesem Buch. Alle Übungen und Hinweise sind nach bestem Wissen und Gewissen erarbeitet worden und ersetzen nicht die Behandlung oder Beratung bei einem Arzt, Therapeuten oder Heilpraktiker!

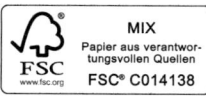

ISBN: 978-3-89845-504-6

1. Auflage 2016   2. Auflage 2019

Gestaltung & Satz: XPresentation, Güllesheim
Umschlaggestaltung: XPresentation, Güllesheim; unter Verwendung eines Motivs von © Romolo Tavani, www.fotolia.com
Druck: Finidr, s.r.o. Cesky Tesin

Verlag »Die Silberschnur« GmbH · Steinstr. 1 · 56593 Güllesheim
www.silberschnur.de · E-Mail: info@silberschnur.de

Für alle, die Heilung suchen

Inhalt

Vorwort

Namaste,

DU fragst DICH bestimmt, warum ich ein Buch zu Themen geschrieben habe, zu denen es doch schon tausende gute Bücher gibt. Ja, das habe ich mich auch gefragt! Da ich aber über die Jahre hinweg immer wieder darauf angesprochen worden bin, doch mal ein Buch zu schreiben, in welchem ich die Dinge auf meine unverwechselbare Art beschreibe, konnte ich mich nun doch nicht mehr gegen die Idee verwehren.

Meine Intention ist, esoterisches Wissen auf leichte Art verständlich zu machen, damit DU Werkzeuge hast, DIR DEIN Leben so zu gestalten, wie DU es DIR vorstellst. Ich habe also nichts Neues entdeckt, sondern gebe es auf meine Art kurz und knapp wieder. Dies ist also ein Sammelsurium an Wissen aus Büchern, Ausbildungen und eigenen Erfahrungen.

Es gibt einen theoretischen und einen praktischen Teil mit vielen Übungen. Alles, was ich hier schreibe, ist MEINE Sicht der Dinge. Nimm DIR den Teil heraus, der sich richtig für DICH anfühlt, und lasse den Teil weg, den DU nicht nachfühlen kannst oder für schwachsinnig hältst. Bilde DIR DEINE eigene Meinung!

Die Übungen kannst DU jeder Zeit abwandeln, wenn sich etwas nicht passend für DICH anfühlt. Es ist mein Weg, an dem DU DICH orientieren kannst, aber nicht musst. DU kannst Worte abwandeln, hinzufügen, sogar ganze Teile weglassen, wenn sie sich für DICH falsch anfühlen.

Alles ist richtig! Es geht in diesem BUCH um DICH und DEINEN Weg!

Ich gebe DIR nur ein paar Hilfestellungen, DICH zu erkennen und DEINEN Weg zu gehen!

Ich wünsche DIR viel Spaß auf DEINEM Weg!

Licht & Liebe

Iris

Iris' Welt

Damit DU die folgenden Seiten besser verstehen kannst, gebe ich DIR einen Einblick in meine Sicht der Dinge.

Für mich ist alles gleichwertig! Es gibt kein BESSER, GRÖSSER oder HEILIGER. Meiner Meinung nach hat es nichts mit Liebe zu tun, wenn ich denke, dass etwas größer, besser oder heiliger ist. Liebe urteilt nicht, sondern liebt! Alles ist gleich heilig! Das heißt natürlich nicht, dass ich nicht gewisse Dinge bevorzuge. Aber glücklicherweise schaffe ich es mittlerweile, lieber Kuchen zu essen, aber den Pudding als gleichwertig zu sehen.

Gott ist für mich die Einheit! Also das Gegenteil von Dualität. Das Göttliche ist alles bzw. beinhaltet alles. Götter, Buddha-Aspekte, Dämonen und so weiter sind ein Aspekt Gottes. Sie repräsentieren eine bestimmte Energie. Wie ich diese Energie nun nenne, ist unterschiedlich, je nach Kultur und Religion. Aber für mich ist alles der gleiche Gottesaspekt.

Es gibt nicht den einen wahren Weg! Jeder hat seinen eigenen wahren Weg, der nur für ihn der wahre Weg ist. Wege und Wahrheiten können sich ähneln oder auch in einem Teil gleich sein, aber nie kann der eine Weg für zwei Wesen der richtige sein.

Alles, was DU für DICH erkennst, erkennst DU für die Welt! DU kannst diese Erkenntnis verbal und nonverbal weitergeben – verbal, wenn DICH zum Beispiel jemand danach fragt, und nonverbal durch DEINE Schwingung. DU trägst diese Erkenntnis in DEINEM Energiefeld, und jeder, der mit DIR in Berührung kommt, kommt mit der Erkenntnis in Berührung. Was er daraus macht, ist seine Sache.

Die Göttin gibt DIR das, was gut für DICH ist, und nimmt DIR das, was schlecht für DICH ist! Hier wird einmal der weibliche Gottesaspekt angesprochen. Ob DU es in dem entsprechenden Augenblick so siehst, ist etwas anderes, aber im

Rückblick kannst DU oft erkennen, dass es genau so war. ☺

Wenn das Leben DICH tritt, nutze den Schwung! Du kannst DICH hinsetzen und heulen – aber es ändert nichts. Oder DU schaust DIR an, was das Leben DIR sagen will, und änderst DEINEN Kurs, bevor das Leben noch ein weiteres Mal nach DIR tritt. Es ist wie im Tarot mit dem Turm: Stürzt er ein, wirst DU Opfer der Umstände sein. Reißt DU ihn eigenständig ein, kannst DU DICH darauf vorbereiten, dass DU nicht unter den Trümmern begraben wirst. Stattdessen wirst du vielleicht aus der Nähe entspannt zusehen und DICH auf den Weg zu neuen Ufern machen.

Nichts ist festgeschrieben. Alles ist wandelbar! Dein Schicksal bestimmt nicht, wer oder was DU bist, sondern legt Stationen fest, die DU DIR ausgesucht hast, um sie zu durchschreiten. Es liegt an DIR, ob DU mit tollen neuen Schuhen durch den Schlamm watest oder darum herumgehst – oder DICH nach einem anderen Weg umschaust.

Alle Systeme bauen auf dem gleichen Prinzip auf! Nur weil es einen anderen Namen hat, ist das

Prinzip kein anderes, es kommt nur in einer anderen Verkleidung daher und vielleicht zu einem anderen Zweck.

Wie gesagt, es ist MEINE Sicht der Dinge! Hab DEINE eigene SICHT auf die Dinge des Lebens, und sei nicht zu stolz, sie zu verändern!

Übungen

Was sind DEINE Prinzipien?

Welche Prinzipien haben sich im Laufe DEINES Lebens schon gewandelt?

Wozu dienen DIR Prinzipien?

Und woran hindern sie DICH?

Brauchst DU überhaupt Prinzipien?

Grundlagen der Energiearbeit

Wenn DU die Grundlagen energetischer Arbeit verinnerlicht hast, so kannst DU DICH in jedem System zurechtfinden, sei es Reiki, Tarot, die Runen oder Quantenheilung, um nur ein paar Beispiele zu nennen. Du wirst sehr schnell herausfinden können, was für den Schutz genutzt wird und was für die Verstärkung. DU wirst sehen, womit der Energiefluss gelenkt wird und was die Energiequelle ist. Wenn DU das Prinzip dahinter verstehst, kannst DU nicht mehr manipuliert werden und wirst erkennen, dass es keine neue Weisheit mehr zu entdecken gibt, sie sind schon alle entdeckt! Aber für den Geldbeutel einiger Leute sind neue Weisheiten ein gutes Geschäft ... ☺

Auf den nun folgenden Seiten habe ich mein Wissen zum Thema Energiearbeit zusammengestellt und dabei auf alle meine Ausbildungen zurückgegriffen, da diese sich hervorragend ergänzen.

Das Energiesystem

Unser Energiesystem besteht unter anderem aus unserer Aura, den Chakren und den Nadis. Letztere lasse ich in unserer Betrachtung außen vor, da mit den Energiebahnen eher in der Traditionellen Chinesischen Medizin (TCM) gearbeitet wird.

Jedes Lebewesen besitzt eine **Aura**. Sie umgibt das Lebewesen und schützt und versorgt es. Die Aura ist die Verbindung zum Feinstofflichen. Die meisten Menschen nehmen sie unbewusst wahr.

Unsere Aura beinhaltet alle Informationen über uns und unser Leben. In gesundem Zustand fungiert sie als Schutzschild und Kommunikationsmittel. Begegnen sich zwei Lebewesen, so tauschen sich die Auren untereinander aus. Man könnte auch sagen, dass die Aura das Verbindungsglied zwischen unserem materiellen Leben und unserem Bewusstsein ist.

Die Aura ist vielschichtig, die meisten ihrer Schichten sind mit einem Chakra verbunden. Die Schichten gehen ineinander über.

Die Aura besteht aus folgenden Körpern:

Der Ätherkörper: Jeder Gegenstand und jedes Wesen besitzt ihn. Er strahlt die Energie des Physischen aus. Er ist am leichtesten zu erkennen und erscheint als weißer Schleier um das entsprechende Wesen.

Der Emotionalkörper: Er ist das Spiegelbild unserer Emotionen und Gefühle. Jede Stimmung, jedes Gefühl erzeugt eine charakteristische Farbe in der Aura. Dadurch ändert sich die Farbe stetig.

Der Mentalkörper: Er stellt unsere Entwicklungsstufe und die unseres Geistes dar. Er überstrahlt im gesunden Zustand meist die anderen Schichten und zeigt, wer wir sind.

Der Astralkörper: Er löst sich bei außerkörperlichen Erfahrungen vom physischen Körper.

Chakren

Das Wort Chakra stammt aus dem Sanskrit und bedeutet wörtlich so viel wie "Wirbel" oder "Rad". Sinngemäß übersetzt würde es Energiezentrum heißen. Sieben Chakren werden als unsere Hauptenergiezentren angesehen. Die Chakren befinden sich entlang der Wirbelsäule. Es gibt je nach Lehre und Schule unterschiedliche Ansichten, was die Anzahl, Farbe und Lokalisation der Chakren angeht. Es existieren auch Chakren außerhalb unseres Körpers, sie sind durchgehend zwischen Himmel und Erde verteilt.

Wurzel- oder Basischakra: Es liegt zwischen Anus und Genital. Es öffnet sich nach unten und hat die Farbe Rot. Die Themen des Wurzelchakras sind Überleben, Urvertrauen, Instinkt, Stabilität und Durchsetzungsvermögen.

Sakral- oder Sexualchakra: Es befindet sich eine Handbreit unter dem Bauchnabel und hat die Farbe Orange. Es öffnet sich nach vorn und hinten. Zu seinen Themen gehören die Sexualität, Gefühle, Kreativität, Begeisterungsfähigkeit und Erotik.

Nabel- oder Solarplexuschakra: Es liegt eine Handbreit über dem Bauchnabel und hat die Farbe Gelb. Es öffnet sich nach vorn und hinten. Zu seinen Themen gehören Wille, Macht, Persönlichkeit, Weisheit und die Verarbeitung von Erlebnissen und Gefühlen.

Herzchakra: Es liegt in der Mitte des Brustkorbes und hat die Farben Rosa und Hellgrün, ähnlich einer Lotosblüte. Auch dieses Chakra öffnet sich nach vorn und hinten. Seine Themen sind Beziehung, Liebe, Mitgefühl und Heilung.

Hals- oder Kehlchakra: Es liegt, wie der Name schon sagt, auf Halshöhe und hat die Farbe Hellblau bis Türkis. Es öffnet sich nach vorn und hinten. Zu seinen Themen zählen Ausdruck, Kommunikation, Inspiration und Offenheit.

Stirnchakra oder Drittes Auge: Es liegt zwischen den beiden Brauen über der Nase und hat die Farbe Dunkelblau bis Lapislazuli. Zu seinen Themen gehören Wahrnehmung, Intuition, Erkenntnis und Willenskraft. Und auch dieses Chakra öffnet sich nach vorn und hinten.

Kronen- oder Scheitelchakra: Es befindet sich oben in der Mitte auf dem Schädel und hat die Farbe Weiß mit Lila. Es öffnet sich nach oben. Seine Themen sind Spiritualität, Bewusstheit, universelles Bewusstsein und höchste Erkenntnis.

Die energetischen Gesetze

Das Gesetz der Anziehung: Gleiches zieht Gleiches an. Haben zwei Dinge die gleiche Resonanz, so ziehen sie sich magnetisch an. Also wenn DIR Leute mit DIR unliebsamen Eigenschaften ständig begegnen, dann schaue in DICH und suche den Resonanzpunkt, der diese anzieht. ☺ Wenn DU also geliebt werden willst, so musst DU erst die Liebe in DIR selbst fühlen und DICH selbst lieben, um Liebe von außen zu bekommen. Begehrst DU Liebe, weil DU DICH ungeliebt fühlst, so wirst DU keine Liebe erfahren, sondern Ungeliebtheit, da ja keine Resonanz in DIR ist, die die Liebe anzieht, sondern das Ungeliebtsein bestimmt DEIN Resonanzfeld – und DEIN Gegenüber geht damit in Resonanz.

Das Gesetz der Spiegelung: Die Menschen um uns reflektieren unsere Wesenszüge. Alles, was uns begegnet, spiegelt uns. Wenn DU wissen willst, wie es wirklich in DIR aussieht, so schaue DICH um. Herrscht Frieden um DICH/in DIR oder eher Aggression? Alles Schöne und Gute spiegelt DICH, aber auch alles, was DU als unangenehm empfindest.

Das Gesetz des Widerstandes: Alles, was DU ignorierst, versucht, DEINE Aufmerksamkeit zu gewinnen. Kennst DU das? Alles, was DU gar nicht leiden magst und verbannen willst, dem begegnest DU ständig. Die Dinge wollen gesehen und angenommen werden.

Das Gesetz der Abhängigkeit: Hilfsmittel sind immer nur Hilfsmittel. Bedenke, dass, wenn DU ein Hilfsmittel wie Karten, Symbole oder Steine nutzt, DU sie aber nur als Hilfsmittel nutzt, um DICH leichter in den Zustand der Kraft zu versetzen, welche DU gerade damit hervorrufen willst. DU könntest es auch so. Nutze es, solange DU es brauchst, aber lasse die Hilfsmittel entspannt los, wenn DU sie nicht mehr benötigst.

Das Gesetz der Aufmerksamkeit: Alles, dem wir Aufmerksamkeit schenken, gewinnt dadurch an Kraft. Wenn DU glücklich bist und es genießt, so wird DEIN Glück andauern. Wenn DU jedoch wütend auf eine Person bist, so gewinnt diese Kraft dadurch und DU verlierst DEINE Kraft.

Das Gesetz der Fülle: Wenn DU Fülle willst, musst DU so tun, als hättest DU sie schon. Denn Gleiches zieht Gleiches an. Also: Wenn DU Mangel fühlst und Fülle willst, dann ziehst DU Mangel an.

Das Gesetz der Verantwortung: Jede Handlung zieht eine weitere nach sich. Selbst wenn DU nicht handelst, ist das eine Handlung, die eine Konsequenz nach sich zieht.

Das Gesetz der Polaritäten: Alles hat zwei Seiten, die zueinander gehören und einander bedingen. Licht bedingt die Dunkelheit, da DU ohne die Dunkelheit das Licht nicht erkennen könntest. Also wenn DIR jemand begegnet, der nur von Licht und Liebe spricht, dann weißt DU, dass seine dunkle Seite genauso stark ist.

Das Gesetz der Ganzheit: Alles ist eins und miteinander verbunden. Wir können nicht unverbunden sein, wir können uns nur so fühlen.

Wenn DU die energetischen Gesetze verinnerlicht hast, DICH und DEINE Leben somit besser verstehst, so kannst DU auch DEIN Gegenüber und die Welt besser verstehen.

Übungen

Was begegnet DIR immer wieder in DEINEM Leben?

Was willst DU auf keinen Fall?

Welcher Typus begegnet DIR immer wieder?

Welche Hilfsmittel nutzt DU?

Wem oder was schenkst DU Aufmerksamkeit?

Wo siehst DU immer nur die eine Seite?

Wo fühlst DU Verbundenheit?

Beantworte DIR die Fragen und reflektiere DEINE Antworten in Bezug auf die Gesetzmäßigkeiten.

Deutung von Krankheitsbildern

Krankheit verkörpert ein verdrängtes, sprich unbewusstes, nicht bearbeitetes Thema. Je länger DU dieses Thema unbearbeitet gelassen hast, desto stärker zeigt sich die Symptomatik der Krankheit. Schlimmstenfalls wird sie chronisch.

Auf energetischer Ebene heißt dies, dass die Schwingungsenergie des entsprechenden Bereiches immer langsamer wird und sich somit manifestieren kann. Hochschwingende bzw. schnell schwingende Frequenzen zählen eher zur spirituellen Ebene, niedrig bzw. langsam schwingende Frequenzen zählen eher zu den irdischen Ebenen. (Dies ist nicht wertend gemeint!)

Es gibt viele Autoren, wie z. B. Ruediger Dahlke oder Thorwald Dethlefsen, die ausführlich über diese Themen geschrieben haben. Ich erkläre es hier in meinen Worten. Jedes Krankheitsbild hat seine Entsprechung auf psychischer und energetischer

Ebene. Kennst DU die Entsprechung, so kannst DU das Krankheitsbild neben der herkömmlichen medizinischen Behandlung auch psychologisch und/oder energetisch behandeln, um so schneller Heilung zu erfahren. Heilung bedeutet nicht, dass ein abgetrennter Arm wieder anwächst, aber dass die Person mit dem Ist-Zustand glücklich sein kann. Heilung kann bedeuten, dass DEINE Allergien weniger werden. Ein kleines Beispiel von mir: Ich hatte das Glück, dass ich nach sieben Jahren Behandlung mit homöopathischen und anderen energetischen Mitteln wie Aufstellungsarbeit meine entsprechenden Themen gelöst und so meine Verwachsungen im Bauch wegbekommen habe. Verwachsungen stehen für Blockaden. Ich hatte mir also den Unterleib vollkommen blockiert und dicht gemacht. Somit musste ich den Grund herausfinden, warum ich diese Ebene blockiert bzw. abgetrennt hatte.

Krankheit gibt DIR die Chance, heil zu werden! Wir alle haben so unsere Baustellen, und eine Krankheit spiegelt uns unsere Unvollkommenheit. Wir können den Spiegel nutzen, es aber auch lassen. Beide Wege sind vollkommen richtig.

So, nun bist DU bestimmt neugierig geworden, was für was steht. Hier eine kleine Übersicht verschiedener Körperebenen mit deren entsprechenden Themen:

DEINE *Augen* lassen DICH sehen. Es geht hier um die Sicht der Dinge, DEINEN Blick auf die Welt. Bist du blind für manche Dinge? Was liegt außerhalb DEINES Sichtfeldes? Was in DEINEM Leben ignorierst DU?

Blase und Urin stehen für Gefühle und Loslassen, das Fließenlassen. Wo kontrollierst DU DEINE Gefühle zu sehr? Woran hältst DU emotional fest? Wo fließt DU emotional über?

DEIN *Blut* symbolisiert DEINE Lebenskraft. Gibst DU Kraft ab, oder lässt DU vielleicht gar keine zu?

DEIN *Darm* steht für DEIN Unbewusstes, DEINE Unterwelt, DEIN Totenreich. So wie die Überreste DEINER gut oder weniger gut verdauten Nahrung, findest DU hier DEINE unbewussten Themen, die DU in die Schattenwelt geschickt hast. Verstopfung beispielsweise zeigt, dass DU etwas nicht loslassen möchtest, Durchfall dagegen steht für Angst, hier will man also etwas schnell loslassen.

DEINE *Nägel* stehen für das Thema Aggression. Kannst DU Krallen zeigen? Erlaubst DU DIR vielleicht keine Aggression, und kaust DU DIR die Nägel herunter?

DEINE *Füße* zeigen DIR DEINEN Stand im Leben, DEINE Verwurzelung. Hast DU einen guten Stand? Läufst DU auf dem kompletten Fuß oder nur auf einem Teil des Fußes und verkleinerst somit DEINEN Verwurzelungsbereich? Was sind DEINE Wurzeln? Stehst DU zu DEINEN Wurzeln?

DEINE *Galle* symbolisiert das Thema Wut. Kannst DU gut mit DEINER Wut umgehen? Oder hältst DU sie zurück und sie manifestiert sich als Stein?

DEIN *Genitalbereich* steht für das Thema Sexualität und alles, was damit in direktem Zusammenhang steht.

DEINE *Arme und Hände und Beine* zeigen DEINE Beweglichkeit und Flexibilität. Wie flexibel reagierst DU zum Beispiel auf neue Situationen?

DEINE *Haare* sprechen das Thema Macht und Kraft an. Traust DU DICH, DEINE Kraft zu zeigen? Oder hast DU so viel Kraft, dass DU sie nicht zeigen musst?

DEIN *Hals* symbolisiert die Ebene des Ausdruckes und der Aufnahme. Was will ich nicht schlucken? Was schmerzt mich, wenn ich es ausspreche?

DEINE *Haut* zeigt DIR, wie kontaktfreudig DU bist. Sie ist DEINE Grenze. Wie gehst DU mit Grenzen um?

Dazu passend die Bedeutung DEINES *Immunsystems*: Wie ist DEINE Abwehr? Wer schwächt DEINE Abwehr? Ist sie zu stark oder zu schwach?

DEINE *Knie* zeigen DIR, wie DU mit Demut und/oder Stolz umgehst. Kannst DU DICH beugen, vielleicht zu sehr? Bist DU stolz, vielleicht sogar zu stolz?

DEINE *Knochen* geben DIR Halt. Wie ist DEIN Halt im Leben? Hat DICH etwas verbogen?

DEINE *Leber* steht für DEINE Weltanschauung, DEINE Religion, sprich Rückbindung. Die Leber hat mit dem Thema Sucht – also Suche – zu tun?

Erfährst DU Rückbindung in DEINEM Leben? Suchst DU verzweifelt etwas, von dem DU nicht weißt, was es ist?

DEINE *Lunge* steht in Resonanz mit dem Thema Austausch und Kommunikation. Kannst DU besser einatmen oder ausatmen? Kannst DU also besser aufnehmen oder abgeben?

DEIN *Magen* zeigt DIR, wie gut DU psychisch verdauen sprich verarbeiten kannst.

DEIN *Mund* steht für Aufnahme, DEINE Muskeln für Beweglichkeit, DEINE Nase für Stolz.

Nierenprobleme stehen für Partnerschaftsprobleme und Zähne für Aggression. Kannst DU gut zubeißen? Knirschst DU vielleicht mit DEINEN Zähnen?

So, nun hattest DU einen kurzen Überblick über die Themen, die mit einzelnen Krankheitsbildern zusammenhängen. Aber bitte mache nicht den Anfängerfehler und sieh Krankheit als Strafe an. Denke auch nicht, dass jemand, der an einer bestimmten Krankheit leidet, das Thema, das damit zusammenhängen kann, nicht gelöst hat. Gewisse Manifestationen von Krankheit sind nicht rückgängig zu machen, aber das Thema kann trotzdem gelöst sein. Außerdem ist es das Gegenteil von Liebe, DEIN Gegenüber für seine Krankheit zu verurteilen. Ich schreibe dies, da die Symbolik von Krankheiten gerne dafür genutzt wird, Macht über andere auszuüben. Wir alle haben unsere Krankheit sprich ungelöste Themen, die wir zu bearbeiten haben. Die Übersicht soll DIR helfen, DICH besser zu erkennen und nicht über andere zu richten.

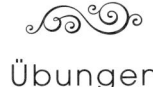

Übungen

In welchen Beschreibungen findest DU DICH wieder?

Welches Krankheitsbild taucht bei DIR immer wieder auf?

Gibt es eine Symptomatik, die sogar mehrere Familienmitglieder betrifft?

Wann hat eine Änderung DEINER Einstellung zu einer körperlichen Besserung geführt?

Partnerschaftsdynamiken

Dies ist ein kleiner Ausflug in die Welt des systemischen Stellens. Dieses Hintergrundwissen erleichtert es DIR, hinter die Dinge zu schauen. Wenn DU die Dynamiken in Beziehungen erkennst, so kannst DU mit mehr Verständnis für DICH und DEIN Gegenüber reagieren.

Wir alle tragen unsere Familien mit uns herum, und wir senden Signale aus, die es anderen mit ähnlichem Hintergrund ermöglichen, uns zu erkennen. Dies können körperliche oder energetische Signale sein. Wenn DU ein Problem mit einer gewissen Entwicklungsstufe hattest, so wirst DU jemanden attraktiv finden, der ebenfalls ein Problem mit dieser Entwicklungsstufe hatte (Gleiches zieht Gleiches an).

Kinder sind ihren Eltern treu. Sie trauen sich selten oder nie, auf Dauer glücklicher zu werden als ihre Eltern. Dies gilt auch, wenn die äußeren Umstände anders erscheinen.

Wir sind nicht nur mit unseren Eltern energetisch verbunden, sondern mit all unseren Ahnen – jedoch besonders mit denen, die in der Familie am Rande stehen oder ausgeklammert sind.

Ich kann nicht nur meinen Eltern nicht entkommen, sondern auch meinen Schwiegereltern nicht.

Meistens ist Aggression ein Ersatz für die Hinbewegung. Das heißt, wenn DU als Kind abgelehnt worden bist, so verweigerst DU aus Angst die Nähe.

Unerfüllte Eltern haben sehnsüchtige Kinder.

Die stärkere Aggression ist in dem, der nach außen friedlich bleibt, und der Schwächere ist der, der ausrastet.

Die Waffe der Frauen ist Verachtung, die der Männer Gewalt.

Wer sich auf eine Liebesbeziehung einlässt, will sich und sein Gegenüber spüren.

Innerhalb eines Paares muss ein Gleichgewicht zwischen Geben und Nehmen herrschen.

Es ist natürlich auch wichtig zu wissen, was eine Beziehung schwächt und was sie stärkt.

Folgendes schwächt eine Beziehung:

- Den Partner zum Einzigen zu erklären, überfordert ihn. Zudem gibst DU dadurch Verantwortung ab.

- Ungelöste Verbindungen zum gegengeschlechtlichen Elternteil.

- Wenn DU in der Gegenwart versuchst, das zu bekommen, was DU in der Vergangenheit vermisst hast, dann lebst DU nicht in der Gegenwart und projizierst DEINE Bedürfnisse auf DEINEN Partner.

- Übernommener Zorn, den DU selbst als angemessen empfindest, den DEINE Umwelt aber als unangemessen sieht. Übernommene Wut nimmt kein Ende.

- Wenn DU etwas für den anderen trägst, ist das unangemessen und arrogant. DU machst DICH größer und DEIN Gegenüber klein.

Folgendes stärkt eine Beziehung:

- Die Kraft für eine gute Beziehung kommt stets durch die gute gelöste Beziehung mit dem gegengeschlechtlichen Elternteil – durch Liebe, Achtung und Dank.

- Beide Partner müssen ihre Familie verlassen, das heißt, einige der Prinzipien dieser Familien fallen lassen und mit seinem/r Partner/in eine neue Familie mit eigenen Regeln, die beiden gerecht werden, gründen.

- Es ist wichtig, auch den anderen zu sehen und nicht nur sich selbst.

- Beide müssen sich gegenseitig begehren und gewähren lassen, geben und nehmen.

- Beide Partner müssen anerkennen, dass sie bedürftig sind.

- Beide müssen erkennen, dass sie dem Partner etwas Besonderes geben können.

- Jeder darf nur so viel geben, wie der Partner auch nehmen und zurückgeben kann, im Guten wie im Bösen.

Als Nächstes stelle ich DIR ein paar heilende Sätze vor, die Heilung in DEINE Beziehungen bringen.

Mann-Frau-Beziehung:

- Ich bin nur DEIN Mann, mehr nicht, DU bist nur meine Frau, mehr nicht.

- Als Mann: "DU bist nur eine Frau, und von euch gibt es viele." Als Frau: "DU bist nur ein Mann, und von euch gibt es viele."

- DU bist nicht mein Vater und ich nicht DEIN Kind. Und ich bin nicht DEINE Mutter, und DU bist nicht mein Kind. DU bist nur mein Mann und ich bin nur DEINE Frau, mehr nicht.

- Ich trage Zorn in mir. Der kommt aus meiner Familie. Er hat nichts mit DIR zu tun, doch DU bekommst ihn ab. Das tut mir leid.

- Auch wenn wir ein Leben lang zusammenbleiben, wird der eine vor dem anderen gehen. Es wird nicht ewig dauern. Ich freue mich an DIR, solange ich darf.

- Ich achte DICH und mich und das, was uns führt.

Eltern-Kind-Beziehung:

- Ich bin der Vater/die Mutter, und DU bist das Kind. Ich bin der/die Große und DU der/die Kleine.

- Ich achte DICH und DEINE Not und DEINE Einsamkeit. Ich bin nur das Kind.

- Ich habe mich über DICH gestellt, und das tut mir leid. Ich bin nur das Kind.

- Was zwischen euch Eltern ist, geht mich nichts an. Ich bin nur das Kind.

- DU bist mein Vater und DU bist meine Mutter. Ich muss mich nicht zwischen euch entscheiden. Ich bin das Kind von euch beiden.

- Ich streite für DICH.

Beziehung allgemein:

- Ich bin rein und unschuldig. DU bist reiner Geist und frei von dem, was ich auf DICH projiziert habe.

- DU bist ... genau so wie ich.

38

- Es ist nur ein Gefühl von ...

- Es ist nur ein Gedanke von ...

Trau DICH, die Sätze auszuprobieren. Je mehr sich bei einem Satz DEINE Fußnägel hochklappen oder je eher DU völlig ausrastest, desto mehr ist es DEIN Thema. Sei mutig und sprich den Satz aus! Sprich ihn vielleicht zuerst einfach nur aus. Dann stelle DIR in Gedanken vor, DEIN Partner stünde DIR gegenüber – sage ihm/ihr den Satz. Das beste Ergebnis erzielst DU natürlich, wenn DU DEINEM Partner den Satz direkt sagst. Lass DICH einfach von der Wirkung positiv überraschen!

Übungen

Welche Dynamiken erkennst DU in DEINEN Partnerschaften?

Welche Dynamiken erkennst DU in DEINEN Freundschaften?

Welche Dynamiken erkennst DU in Bezug auf DEINE Eltern-Kind-Beziehung?

Entrümpeln

Dies ist nun eine kleine Lektion über die Auswirkungen von Gerümpel auf unseren Alltag, denn dieser Bereich darf bei den Grundlagen nicht fehlen. Energetisch hat Gerümpel schon einen Einfluss auf unser Leben. Es hat ja keinen Sinn, wenn DU ständig Energiearbeit machst, diese aber nur zu 50 Prozent wirkt, weil DEIN Gerümpel DEINE Energien blockiert. Mein Wissen zu diesem Thema stammt aus den Büchern von **Karen Kingston**. Auch ihr gilt mein großer Dank!

Um zu verstehen, warum Gerümpel DEINE Energien blockiert, muss DU als Erstes wissen, was Gerümpel auf energetischer Ebene ist.

Gerümpel ist aufgestaute Energie!

Krempel sammelt sich an, wenn sich die Energie anstaut. Es beginnt als Symptom eines DICH betreffenden Prozesses und wird so selbst zum Teil des Problems, denn je mehr Krempel angesammelt wird, um so mehr stagnierende Energie zieht er dann an. Und die Spirale beginnt sich zu drehen ...

Wenn DU DEINE äußere Welt in Ordnung bringst, so kommt es auch in DEINER inneren Welt zu der entsprechenden Veränderung. Alles um DICH herum, insbesondere DEIN Haus bzw. DEINE Wohnung, spiegeln DEIN inneres Wesen wider (siehe Feng-Shui). Wenn DU aus dem Weg räumst, was DEINEN harmonischen Energiestrom in DEINEM Lebensumfeld behindert, so wird DEIN Leben auch harmonischer.

Es gibt verschiedene Arten von Gerümpel:

(a) Dinge, die DU nicht mehr brauchst oder nicht mehr liebst. Dinge, die wirklich geliebt und geschätzt werden, sind von starken dynamischen Energien umgeben, die es der Energie im Raum ermöglichen, durch die Dinge hindurch und um sie herum zu fließen. Somit ist die Energie im Fluss, und DU bist frei in DEINEN Entschei-

42

dungen. Umgekehrt beeinflusst alles Verhasste und Vernachlässigte DEINE Energie, indem es sie verlangsamt bzw. zum Erliegen bringt.

(b) Sachen, die unordentlich oder schlecht organisiert sind. Wenn Dinge durcheinander gebracht werden, so verheddern sich die energetischen Verbindungen. Dadurch ist die Verbindung nicht mehr direkt, und es muss mehr Energie aufgebracht werden, um Dinge zu finden. Diese Energie steht dann für andere Aktivitäten nicht mehr zur Verfügung. Wenn DU im Außen Ordnung hast, so hast DU sie auch im Inneren – und mit einem klaren Geist lässt es sich viel leichter leben.

(c) Zu viele Dinge auf kleinem Raum. Je mehr Dinge sich an einem Ort befinden, desto weniger Platz hat die Energie zum Fließen. Diese gestaute Energie blockiert ebenfalls DEINE Aktivitäten.

(d) Alles, was nicht zu Ende gebracht worden ist. All das spiegelt DIR das, was DU nicht zu Ende gebracht hast im Leben und wo DU gescheitert bist. Diese ständige Erinnerung an DEIN Versagen zieht DIR Energie ab und macht DICH depressiv.

(e) Kein freier Raum für Neues. Ist alles perfekt, so wie es ist? Dann brauchst DU keinen Platz für Neues!

(f) Das Verdrängen von Unordnung kostet Energie – oft mehr Energie als Aufräumen oder Wegwerfen.

Doch wie genau sieht es aus, wenn DICH Gerümpel beeinflusst? Eine Ansammlung von Gerümpel macht müde und lethargisch. Menschen, die Dinge horten, sagen oft, dass sie nicht genügend Energie aufbringen, nun endlich mit dem Aufräumen zu beginnen. Wen wundert das, denn die durch das Gerümpel stagnierende Energie führt zu Müdigkeit und Lethargie.

Wenn nun die gehorteten Dinge entsorgt sind und die Wohnung aufgeräumt ist, kann die Energie wieder frei fließen. Doch oft folgt dann wieder eine neue Gerümpelansammlung, da es ja einen Grund gehabt hat, dass man sich genau diese Blockade erschaffen hat. Somit ist eine Ursachenforschung dienlich.

Gründe für die Ansammlung von Krempel können sein:

- DU behältst Sachen für den Fall, dass DU sie noch einmal brauchen könntest. Dahinter steckt die Angst, das DU nicht bekommen wirst, was DU brauchst – die Angst, zu kurz zu kommen.

- Du lässt Dinge nicht mehr los, weil DU DICH damit identifizierst, zum Beispiel der Orden, der zeigt, wie gut DU einmal warst.

- Du behältst Dinge, damit DU DICH sicher fühlst. Zumindest gaukelt uns die Werbung oft vor, dass gewisse Dinge uns Sicherheit geben.

- Du hortest Sachen einfach, um sie zu haben. Denn alles, was DU hast, kann kein anderer mehr haben.

- Gerade Geerbtes kann man in der Regel schwer loslassen, weil DU dann denkst, dass DU den Toten beleidigst.

- Je mehr DU hast, desto besser bist DU. Der Gedanke ist, dass mehr Besitz einen hochwertigeren Menschen aus DIR macht.

- DU behältst Dinge, weil DU geizig bist. Sprich: Da DIR niemand etwas gibt, gibst DU auch nichts.

- Gerümpel hilft DIR, DEINE Gefühle zu unterdrücken. Eine gute Ausrede ist immer: "Es ist ja nicht aufgeräumt, da kann ich niemanden in meine Wohnung lassen." Und wenn ich niemanden in meine Wohnung lasse, kann er mir nicht nah sein und mich somit nicht verletzen.

Die meisten von uns leben ja nicht in einem Messie-Haus, sondern wir alle haben so unsere kleinen Gerümpelecken.

Wie werde ich denn nun das Gerümpel los?

Am leichtesten ist es, wenn DU mit einem kleinen Bereich, zum Beispiel einer Schublade, anfängst. Dann hast DU einen schnelleren Erfolg und bist motivierter für den nächsten Schritt. Folgende Fragen können hilfreich sein, wenn DU nicht weißt, was DU loslassen solltest:

- Steigert es meine Energie, wenn ich es anschaue? Wenn nicht, dann weg damit!

- Liebe ich es aus vollem Herzen? Wenn nicht, weg damit!

- Ist es wirklich nützlich? Wenn nicht, weg damit!

- Habe ich es in den letzten sechs Monaten genutzt? Wenn nicht, weg damit!

Wenn die Antwort nicht eindeutig JA ist – weg damit!

Übungen

Fertige einen Grundriss von DEINER Wohnung/DEINEM Haus an und finde anhand des Feng-Shui-Baguas heraus, in welchen Lebensbereichen Gerümpel DICH blockiert.

Danach suche DIR eine Schublade oder einen kleinen Schrank und fange an auszusortieren.

Finde anhand des schon gelesenen Wissens heraus, was der Grund ist für diesen Energiestau.

Gebete und Mantren

Schon bei den Babyloniern galt ein Wort als Befehl, dem Folge zu leisten war. Die Priester im alten Ägypten setzten durch Affirmationsgesänge Schwingungskräfte in Gang, um physische Blockaden aufzulösen. In der Bibel steht, dass am Anfang das Wort war. Im Buddhismus gelten Worte und Gedanken als genauso karmisch wirksam wie Taten.

Jedes Wort und jeder Gedanke hat seine eigene Schwingung. Somit beeinflusst unser Denken und Sprechen unser Energiesystem. Denn alles schwingt. Und Schwingungen beeinflussen einander. Eine hohe Schwingung kann eine niedrigere erhöhen, und eine niedrige kann eine höhere Schwingung abbremsen.

Also sei DIR bewusst, dass alles, was DU sagst und denkst, DICH entweder positiv oder negativ beeinflusst.

Gebete, Mantren und Affirmationen beeinflussen DEIN Energiesystem und somit DEINE Psyche und DEINEN Körper positiv!

Der Talmud sagt:

Achte auf deine Gedanken,
denn sie werden Worte.
Achte auf deine Worte,
denn sie werden Handlungen.
Achte auf deine Handlungen,
denn sie werden Gewohnheiten.
Achte auf deine Gewohnheiten,
denn sie werden Charakter.
Achte auf deinen Charakter,
denn er wird dein Schicksal.

Es ist wichtig, die Gebete, Mantren oder Affirmationen mehrfach zu wiederholen, da durch ein einmaliges Sprechen natürlich die energetische Stauung nicht aufgehoben werden kann. Da bedarf es der mehrfachen Wiederholung. Ich persönlich nehme gerne eine Mala mit 108 Perlen oder spreche die Mantren beim Spazierengehen oder wenn ich im

Stau stehe. Es gibt noch viele andere Gelegenheiten dafür. Such DIR die beste für DICH aus!

Oft ist es so, dass gerade bei deutschen Mantren sich erst einmal alles in einem wehrt, das Mantra zu sprechen. Genau dann weißt DU, dass es DIR Heilung bringt, denn ansonsten würde sich ja nichts wehren (Resonanzprinzip). Sei tapfer und beginne trotzdem. Achte auf die Gedanken und Bilder, die kommen. Sie sind Hinweise auf die Ursache DEINER Blockade. Sprich oder denke das Mantra, sooft DU magst bzw. bis der affirmierte Zustand Realität geworden ist. Manchmal geht es sehr schnell – und manchmal dauert es Jahre, je nach Ziel und Gegenwehr. Je mehr DU das passende Gefühl in das Mantra legen kannst, desto stärker wirkt dieses, da die Schwingungsebene stärker ist. Zu Beginn fühle ich die "geforderte" Energie oft gar nicht, aber je öfter ich ein Mantra spreche, desto mehr Gefühl kann ich hinzugeben. Jeder hat da so sein eigenes Tempo. Doch auch zum Durchhalten gibt es nette Mantren ...

Aber auch bei den Mantren gibt es Nebenwirkungen. Wenn DU alte Blockaden auflöst, dann treten sie hervor, werden fühlbar. Das ist nicht immer angenehm, schließlich hatte es ja seinen Grund, dass das Thema weggedrängt worden ist. Aber wenn DU es auflösen willst, geht das nur über den Weg, das Alte noch einmal zu durchfühlen. Danach bist DU frei!!! Noch ein Tipp: Je offener DU DICH DEINEN Themen stellst, desto leichter wird es.

Ich führe DIR ein paar Beispiele auf. DU kannst sie gerne abwandeln, zu DIR passend machen. Höre auf DEIN Gefühl, dann findest DU das richtige Mantra.

Mantren:

Ich habe die Kraft zu sein, was ich bin.

Ich öffne mich meiner Schönheit.

Ich bin gut, so wie ich bin.

Liebe geht mir voran. Liebe folgt mir. Liebe steht neben mir. Liebe ist in mir. Ich bin die Liebe.

Göttliche Liebe manifestiert sich jetzt in mir.

Ich erlaube mir ...

Ich liebe das Leben, und das Leben liebt mich.

Om mani padme hum.

Om.

Ich vertraue.

Om Gam Ganapataye Namaha.

Om Sri Ganeshaya Namaha.

Übung:

Kreiere DIR DEIN eigenes Mantra!

Nun, wenn DU schon etwas Übung im Mantren-Sprechen hast und gerne noch etwas direkter damit arbeiten möchtest, so habe ich hier eine kleine Anleitung. Auch diese kannst DU entsprechend für DICH abwandeln.

Ich bin es mir wert … Ich bin bereit … Ich erlaube mir … … ist mir erlaubt.

Ich öffne mich … Ich gebe … mein 100-prozentiges Ja. Ich entscheide mich für …

Ich danke aus tiefstem Herzen für …
… macht mich glücklich. Ich liebe … und
… liebt mich.

Sprich jeden Satz einzeln 108 Mal und
dann das gesamte Mantra 108 Mal. DU
kannst das an einem Tag machen, die
Zeit reicht aus, glaube mir, oder jeden
Tag eine Mala-Runde – oder auch ganz
anders, folge auch hier DEINEM Gefühl.

Spirituelle Energiearbeit

Spirituelle Heilarbeit basiert auf einer ganzheitlichen Weltanschauung, die davon ausgeht, dass die Welt und jedes einzelne Wesen ein beseeltes, komplexes, natürliches, energetisches System darstellt, das von einer universellen Schöpferkraft bzw. einem universellen Bewusstsein beeinflusst wird. Krankheiten werden als eine Störung in einem solchen komplexen System angesehen und nicht als losgelöste, eigenständige Fehlfunktion eines biochemisch-mechanischen Apparates.

Sind die Energieflüsse aus dem Gleichgewicht geraten, kommt es entweder zu einem Energiemangel oder -überschuss. Dies schlägt sich dann in Gesundheitsstörungen oder Krankheiten nieder.

Die Bandbreite spiritueller (geistiger, energetischer) Heilarbeit ist groß. Es gibt weder die einzig richtige Methode noch den/die beste/n Heiler/in. Alle arbeiten mit der gleichen Energie, nur auf unterschiedlichen Wegen. Die Heilenergie, derer sich der/die Heiler/Priester/Schamane/Hexe/Otto Normalverbraucher bedient, ist immer die gleiche, aber oft ist sie mit anderen Namen belegt. Je nach Kultur und Religion heißt diese Energie unter anderem Reiki, Prana, Mana, göttlicher Odem oder Chi.

Die Person, die spirituelle Energiearbeit ausführt, ist Spiegel und Medium zugleich für ihr Gegenüber. Als Spiegel stellt sie sich zur Verfügung, um ihrem Gegenüber deutlich zu machen, was gerade um es herum passiert. Denn oft ist es einfacher, durch eine andere Person wahrzunehmen. Jedoch kann die Person, die gespiegelt wird, nur das zulassen, was in ihr System passt, sie also bereit ist zu sehen. Als Medium ist man ein Kanal für Energie und Heilung, man selbst heilt nicht! Die Energie fließt meist durch das Kronenchakra in die sich als Kanal zur Verfügung stellende Person hinein und durch die Hände wieder hinaus, entweder in die Aura oder in die Chakren der Person, die Hilfe benötigt. Auf diesem Weg funktionieren auch Fernbehandlungen, da alles miteinander verbunden ist und Raum und Zeit nur auf einer gewissen Ebene existieren. Bei einer Fernheilung verbindet sich der Energiesender mit der Dimension, in welcher Zeit und Raum aufgehoben sind.

Das Handauflegen zählt zu den ältesten aller Heilmethoden und hat viele Namen, je nach Kultur und Religion. Zurzeit ist wohl Reiki eine der bekanntesten Methoden.

Jeder Mensch ist fähig, spirituelle Energiearbeit/Heilarbeit zu leisten! Denn jedes Wesen beinhaltet alles, was ist, und kein Wesen ist größer oder besser als ein anderes. Die eine Person baut eben lieber Schränke und Stühle, die andere möchte lieber spirituell arbeiten. Aber keine der beiden Arbeiten ist wertvoller als die andere. Jeder hat seinen Platz und seine Aufgabe in der Welt, und alles ist gleich gut und wichtig! Stell DIR einmal vor, es gäbe nur Heiler ... Worauf würden wir dann sitzen?

Energiearbeit erfordert, wie jede andere Arbeit auch, Übung. Der Energiearbeiter macht sich zum Kanal, indem er sich selbst zurücknimmt und somit in sich Raum für die durch ihn fließende Energie macht.

Ob der spirituelle Energiearbeiter nun die Hände direkt auflegt oder diese nur über den Körper hält, ist für die Heilung egal. DU wirst spüren, bei wem DU direkt den Körper berühren solltest und bei wem nicht. Oft ist dies auch von Chakra zu Chakra unterschiedlich – verlass DICH da auf DEIN Gefühl. Wenn der Klient natürlich sagt, dass er keine Berührungen möchte, dann gilt es, dies zu befolgen! Ich selbst bin lieber ein paar Zentimeter über dem Körper, da ich so besser wahrnehmen kann.

Die spirituelle Energie wirkt primär auf den feinstofflichen Teil des Körpers. Da dieser aber in Verbindung mit dem physischen Körper steht, wirkt die Energie so auch auf diesen.

Da jedes Wesen sein individuelles Tempo hat, wird nicht jedes Problem durch eine Energieanwendung gelöst. Was schon jahrelang im System existiert, ist nicht mit einer Anwendung losgelassen. Kleine Erfolge sind aber in diesen Fällen oft schnell zu sehen und zu fühlen.

Dies ersetzt nicht den Besuch beim Arzt, Heilpraktiker oder Psychologen!
Aber spirituelle Energiearbeit ergänzt ihn fantastisch.

Reinigung & Schutz

Bevor DU mit der Energiearbeit beginnst, solltest DU alles über die Reinigung und den Schutz DEINER Energien wissen – und zwar zum Schutze von DIR und der Person, an der DU die Energiearbeit ausführst! Denn: Bedenke, dass die negative Energie, die DU in DEINER Aura trägst, an DEIN Gegenüber weitergegeben wird. Deshalb gilt vor jeder Energiearbeit: Befreie DICH zuvor von negativen Anhaftungen!

Der Schutz ist unter anderem wichtig, da DEIN Gegenüber, an dem DU die Energiearbeit tätigst, allerhand negative Energie mit sich bringen kann, und auch während der Energiearbeit kann eine Menge dunkle Energie freigesetzt werden, zum Beispiel beim Auflösen von Blockaden. Die aufgelöste Energie muss ja irgendwo hin. Energie geht nie verloren, sie wechselt nur die Ebene oder die Person. Damit DU nicht die volle Ladung dunkler Energie abbekommst und dann selbst Hilfe benötigst, schütze DICH!

Lass uns als Erstes die Reinigung betrachten. Je reiner alle Ebenen DEINES Seins sind, desto besser ist dies für DEIN Gegenüber. Es bringt nichts, seine Aura gereinigt zu haben, aber seinen Körper oder seine Gedanken nicht. Alle Ebenen DEINES Seins haben Einfluss auf DEINE Energiearbeit.

Hier eine kleine Auflistung von Energien, die sich störend auf DEINE Energien auswirken:

- Unreine Nahrung. Wisse, dass auch Lebensmittel und jedes Gift eine Aura hat, seine eigene Schwingung, die DICH beeinflusst.

- Gedanken wie Neid, Hass, Wut. Alle negativen Gedanken verseuchen DEINE Aura.

- Elektrostress. Elektrische Signale beeinflussen DEINE Aura und die DEINES Klienten. Also bitte möglichst wenig Technik im Behandlungsraum.

- Dreck und Gerümpel. Dazu gab es ja schon Erklärungen. Achte darauf, dass DEIN Haus oder DEINE Wohnung sauber und energetisch rein ist. Wenn DU einen Meditations-, Behandlungs- oder Besprechungsraum hast, achte dort besonders auf die energetische Reinigung, damit der aktuelle Klient nicht die Energien seines Vorgängers abbekommt. Als energetische Möglichkeiten bieten sich an:

- Räuchern mit Weihrauch oder ähnlichen Räuchermischungen, die der Reinigung dienen, mindestens vor und nach jeder Energiearbeit! Achtung, auch hier kann man Fehler machen: Bitte immer die Fenster öffnen, damit die negative Energie einen Weg nach draußen hat. Ansonsten ist sie gefangen, und das ganze Räuchern hat keinen Nutzen. Und nicht jedes Kraut eignet sich zur Reinigungsräucherung. Bitte darauf achten. Schlimmstenfalls erwischst DU ein Kraut, das Wesenheiten ruft. Und nach dem Resonanzgesetz ist die Chance groß, dass keine nette Wesenheit auftaucht ...

- Kristallsalz im Putzwasser tut wahre Wunder. Bitte Putzmittelchen nicht mit ins Wasser geben. Auch hier die Fenster und Türen öffnen, damit die negativen Energien entfliehen können – dies kann sich auch auf menschlichen

Besuch beziehen. Vertreter und andere Trolle klingeln auf einmal nicht mehr. Nur blöd, wenn dies auch den Postboten betrifft. ☺ Überlege DIR also vorher gut, was DU damit putzen willst.

- In jeden Raum eine Schale mit Kristallsalz stellen. Das Salz nimmt die negative Energie in sich auf. Bitte stündlich nachsehen, ob es vollgesogen ist. Wann es energetisch voll ist, siehst DU, denn dann verfärbt sich das Salz oder wird flüssig. Oder DU fühlst es, wenn DU davorstehst. Am besten in die Toilette kippen und abspülen. Übrigens ist es wichtig, den Toilettendeckel immer geschlossen zu halten, denn die Toilette ist das Tor zur Unterwelt. In der Toilette bzw. in den Rohren befindet sich Altes, Verbrauchtes und Losgelassenes. Möchtest DU, dass diese Energie in DEINE Wohnung zieht?

- Schwarzer Turmalin, entweder als Schmuck oder als Stein im Raum. Der Schörl, wie der schwarze Turmalin auch genannt wird, zieht dunkle Energien in sich – DEINE und die von anderen.

DEINEN Körper kannst DU gut mit Tees wie Leber-Galle-Tee und Magen-Darm-Tee, Flohsamen, Baden in Salzwasser, der Bachblüte *Crab Apple* und viel Wasser als Getränk energetisch reinigen.

Schutzmaßnahmen gibt es viele. Jede Religion und Kultur hat ihre eigenen. Suche DIR immer die Maßnahme aus, mit der DU DICH am sichersten fühlst, denn das stärkt den Schutz zusätzlich. Eigentlich sind wir immer geschützt, aber weil wir glauben, dass wir Schutz benötigen, benötigen wir Schutz. Und selbst wenn DU weißt, dass DU sicher bist, ist es an manchen Tagen besser, sich eines Hilfsmittels zu bedienen, da DEIN Sicherheitsgefühl nicht immer konstant stark ist.

Hier einige Schutzmaßnahmen:

- Den schon erwähnten schwarzen Turmalin am Körper tragen.

- Ein Bergkristall nimmt negative Energien auf, aber verstärkt auch DEINE Aufnahmefähigkeit.

- TYR-Kreis. Die TYR-Rune im Kreis schützt alles, was in diesem Kreis ist. DU kannst den

Kreis in DICH projizieren, ihn als Kette tragen oder ihn – je nach Energiearbeit – auf den Boden zeichnen.

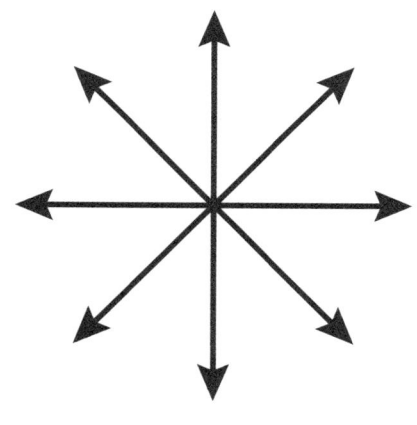

Tyr-Kreis

• Salzkreis. Wenn DU mit Fremdenergien arbeitest, dann ist es in manchen Fällen wichtig, sich in den Salzkreis zu stellen, da die

dunklen Energien nicht am Salz vorbei-
können. Mehr dazu im Kapitel "Fremdenergien".

- Cho Ku Rei. Das Reiki-Symbol verstärkt
DEINE Kraft, also auch DEINEN Schutz.

- Schutzkreis ziehen. Den Schutzkreis aus
Salz habe ich ja schon beschrieben. DU
kannst die Engel/Wächter/Geister der Him-
melsrichtungen oder der vier Elemente rufen, während DU den Kreis ziehst. Hierzu
gibt es diverse Anleitungen, zum Beispiel
im Internet und in Hexenbüchern.

- Eihaut ziehen. Stelle DIR um DICH herum
eine komplette, eiförmige Schutzhaut vor,
durch die nichts dringen kann.

- Spiegel aufstellen. Stelle DIR um DICH herum einen großen Spiegel vor, der DICH
komplett umschließt. Dieser Spiegel spiegelt
jede auf DICH treffende Energie zurück.

- Mauer bauen. Wenn beispielsweise im Bus
eine Person neben DIR sitzt, die für DICH
unangenehme Energien hat oder die DIR

Energie abzieht, dann stelle DIR vor, wie zwischen euch eine dicke Mauer steht.

- Ein Keltenkreuz, Christenkreuz oder Anch schützt immer. Ich persönlich würde immer ein gleichschenkliges Kreuz bevorzugen, da alle Ebenen im Gleichgewicht sind.

- Flügel zuklappen. Stelle DIR vor, aus DEINEM Rücken wachsen große Flügel. Nun klappe diese Flüge nach vorne und schließe sie vor DEINEM Gesicht – so weit, dass DU ca. zehn Zentimeter Platz zwischen den Flügeln hast.

- Schutzgeister rufen. Sie kommen immer zu Hilfe. Wahrscheinlich hast DU schon einen bestimmten Schutzgeist. Wenn nicht, kannst DU auch einfach die Engel um Schutz bitten oder die Lichtwesen. Nur nicht einfach irgendein Wesen der geistigen Welt um Hilfe anrufen, denn da kann sich dann zu leicht die dunkle Seite anbieten. Und immer hinterher auch für die Hilfe bedanken!

- Große Mutter/Manitu invokieren. Bitte nur für die Geübteren unter uns! Du rufst DEI-

NEN Schutzgeist in DICH. Ich nutze dies wirklich nur im absoluten Notfall und rufe die große Mutter in mich. Bitte bedenke, dass DU mit der Energie, die DU in DICH rufst, auch umgehen können musst, ansonsten kann der Schuss sehr nach hinten losgehen!

- Schutzgebete. Diese helfen auch gut, aber gewisse Energien können DICH vom Sprechen abhalten oder verwirren, und dann bist DU schutzlos.

Nun hast DU viele Möglichkeiten kennengelernt. Natürlich gibt es noch hunderte gleichwertige Schutz- und Reinigungsmaßnahmen. Ich habe nur meine Lieblingsmaßnahmen aufgeführt. Probiere sie aus und finde heraus, welche passend für DICH sind. Es wird auch Situationen geben, in denen DU eine Kombination aus mehreren Schutz- und/oder Reinigungsmaßnahmen nutzen musst.

Übungen

Suche DIR mindestens drei Schutzmaßnahmen, mit denen DU DICH sicher fühlst.

Übe mindestens zwei energetische Schutzmaßnahmen wie »Eihaut« oder »Flügel schließen«, bis DU sie perfekt beherrschst.

Energetische
Verstrickungen lösen

Wenn DU DICH von einer Situation, Person oder einer Arbeitsstelle absolut nicht lösen kannst, dann bist DU in die Sache oder mit der Person verstrickt. Verstrickungen sind energetische Verbindungen, die uns mit der Person oder Situation fest verbinden. DU kannst sie DIR als Lichtschnüre, Tentakel, Seile und so weiter vorstellen. Manche Verstrickungen gehen von uns aus und setzen sich in der fremden Aura fest, weil wir an ihr oder einer Situation mit ihr festhalten. Andere Verstrickungen gehen von einer Person aus, die uns oder eine Situation mit uns nicht loslassen kann. Verstrickungen halten DICH gefangen und saugen DIR Energie ab. DU kannst der Person oder Situation, in welche DU verstrickt bist, nicht frei gegenüberstehen.

Damit DU frei agieren kannst, löst ein Cutting diese Verbindungen. Es gibt viele Arten des Cuttings. Ich stelle meine vor, die an die Cutting-Methode von Phyllis Krystal angelehnt ist. Ich habe für mich einiges abgeändert, da es nicht meinen Bildern und meiner Art entspricht. Auch DU kannst es für DICH anpassen. DU kannst die Übung für DICH alleine machen oder ein Gegenüber hindurchführen.

Los geht's!

Stelle DIR vor, DU sitzt in einem goldenen Licht-kreis. Vor DIR befindet sich ein weiterer goldener Lichtkreis. Dieser ist aber noch leer. Die beiden Kreise berühren sich gerade eben.

Bitte nun die Person, von der DU das Cutting machen möchtest, in den leeren Kreis vor DIR, indem DU sie in Gedanken ansprichst. Bitte zusätzlich alle Licht-wesen, die DIR helfen möchten, herbei.

Begib DICH nun in eine Position außerhalb DEINES Körpers, von der aus DU den Zwischenraum zwi-schen DEINEM Körper und der anderen Person/Si-tuation sehen kannst, zum Beispiel von oben oder seitlich.

Bitte das göttliche Bewusstsein, DIR alle Stellen an DEINEM Körper zu zeigen, wo Verbindungen mit DEINEM Gegenüber bestehen. Schaue nun prüfend an DEINEM Körper hoch und runter und suche die Stellen an DEINEM Körper, von denen aus Verbindungen zum Körper DEINES Gegenübers gehen.

Fange mit der ersten Verbindung an, die DU siehst. Wie sieht sie aus?

Bitte nun das göttliche Bewusstsein, DIR ein Werkzeug zu geben, mit welchem DU diese Verstrickung lösen kannst.

Löse die Fessel jetzt!

Die geistige Welt kümmert sich darum, dass die andere Seite der Verstrickung von DEINEM Gegenüber gelöst wird. DU musst DICH nicht darum kümmern.

Wenn DU die Verbindung gelöst hast, so lege sie in den dritten goldenen Kreis neben euch, der gerade entstanden ist.

Jetzt lege DEINE Hände auf die Stelle, wo DU die Verstrickung gelöst hast, und sprich die Worte:

71

"Diese Stelle heilt nun zu 100 Prozent." Wenn die Stelle zugeheilt ist, gehe zur nächsten Verstrickung.

Gehe so bei allen Verstrickungen vor, die DU finden kannst – egal wie lange es dauert. Wenn DU alle Verbindungen gelöst hast, bitte die Lichtwesen, noch einmal zu prüfen, ob DU auch keine Fessel übersehen hast. Wenn ja, löse sie wie zuvor.

Frage nun das göttliche Bewusstsein, wie DU die Fesseln, die in dem dritten goldenen Kreis neben euch liegen, vernichten kannst, und gehe dann so vor.

Danke DEINEN helfenden Lichtwesen für ihre Hilfe.

Nun sprich DEIN Gegenüber an. Erkläre ihm, dass das Ritual ein gegenseitiges Geschenk der Freiheit ist.

Danke der Person/Situation für alles, was er/sie/es DIR ermöglicht hat zu lernen – und für was DU sonst noch dankbar bist.

Bitte nun DEIN Gegenüber um Vergebung für alles, was DU je getan hast, das ihn/sie/es verletzt hat.

Nun vergib DEINEM Gegenüber alles, was er DIR gegenüber gesagt, gedacht, getan hat, das nicht in der Liebe war.

Bitte jetzt DEIN Gegenüber um ein Geschenk für DEIN Leben.

Nun frage DEIN Gegenüber, ob er/sie/es ein Geschenk von DIR möchte. Wenn ja, so gib es ihm/ihr.

Gib nun DEINEM Gegenüber die Anweisung, sich aus DEINEM inneren Raum hinauszubegeben, damit DU frei bist. Schicke es fort und wünsche ihm eine gute Weiterentwicklung.

Lösche den Kreis, in welchem er/sie/es sich befand.

Nun ist es notwendig, alte Verhaltensweisen, die DU von DEINEM ehemaligen Gegenüber übernommen hast, zu entfernen und zu vernichten. Diese Verhaltensweisen werden durch DEINE Kleidung symbolisiert, die DU nun vollständig ablegst. Das göttliche Bewusstsein sagt DIR jetzt, wie DU sie vernichten kannst. Tue es!

Nun musst DU DICH auch noch von den subtileren Verhaltensweisen lösen. Dies geschieht durch ein rituelles Bad. Bitte nun das göttliche Bewusstsein,

DIR zu zeigen, wo DU dieses Bad nehmen kannst, und tue es. Schrubbe DICH ab und befreie DICH von alten Mustern. Fühle DICH gereinigt und frei!

Steige nun aus dem Bad, trockne DICH mit dem bereitliegenden Handtuch ab und ziehe die neue Kleidung an, die ebenfalls für DICH bereitliegt.

Wenn DU DICH nun umsiehst, dann steht in einiger Entfernung ein großer alter Baum. Gehe zu ihm. Lege DEINE Arme um ihn. Begrüße ihn, spüre seine Stärke. Lehne DICH mit dem Rücken gegen den Baum. Lass DICH ganz gegen den Baum fallen. Fühle seinen Schutz und seine Stärke.

Lasse DIR nun Wurzeln wachsen, tief in die Erde. Hole DIR von Mutter Erde die Nahrung, die DU brauchst. Atme sie ein, atme ein, was DU brauchst und was DU nie hattest. Atme aus, was alt und verbraucht ist und was DICH belastet.

Recke DICH nun gen Himmel. Strecke DICH DEINEM kosmischen Vater entgegen. Atme ein, was immer DU brauchst aus dieser Quelle. Atme aus, was immer DICH daran hindert zu empfangen.

Jetzt atme aus beiden Quellen gleichzeitig ein.

Bedanke DICH bei DEINEN kosmischen Eltern und dem göttlichen Bewusstsein.

Nun kehre langsam zurück ins Hier und Jetzt. Öffne langsam die Augen, recke und strecke DICH und setze DICH in DEINEM Tempo auf.

Energetischer Hausputz

Ich hätte diese Maßnahme auch bei den Reinigungs- und Schutzmaßnahmen unterbringen können, aber da ich sie ausführlich beschreiben möchte, hat sie hier ein eigenes Kapitel.

Vielleicht kommt DIR das bekannt vor: DU hast gute Laune und betrittst einen Raum, in dem zuvor gestritten wurde. Obwohl niemand mehr im Raum ist, verändert sich *DEINE* Stimmung und DU wirst aggressiv. Es gibt Räume, in denen DU DICH sofort wohlfühlst, und es gibt Wohnungen, in denen fühlst DU DICH unwohl – ohne erkennbaren Grund. Letztere sind von Fremdenergien belastet, sei es nur die Schwingung der Vormieter oder die Schwingung von tragischen Vorkommnissen.

Ein energetischer Hausputz neutralisiert die negativen Schwingungen und baut neue, positive Schwingungen auf.

Wann sollte ein sogenanntes Clearing angewendet werden?

- Zur Beseitigung von Vorgängerenergien.

- Nach einer Krankheit.

- Nach einem Streit.

- Nach einem Todesfall.

- Um den Ort energetisch aufzuwerten.

- Zur Förderung der spirituellen Entwicklung.

Das Clearing beginnt mit schnödem Wohnungsputz und Ausmisten. Warum das nötig ist, habe ich in den vorherigen Abschnitten schon erläutert.

DU benötigst folgendes Handwerkszeug:

Weihrauchräucherstäbchen oder -harz plus Räucherzubehör, eine Glocke, Kristallsalz

Das Space Clearing sollte direkt an DEINE Aufräum- und Putzaktion anschließen.

Ich nehme hier ein Haus als Beispiel. Stelle DICH in die Mitte DEINES Hauses und zentriere DICH. Verbinde DICH mit DEINEM Haus. Begrüße DEIN Haus und stelle DICH und DEIN Vorhaben

77

vor. Breite DEINE Aura über das gesamte Haus aus. Konzentriere DICH auf DEIN Herzchakra und weite es auf DEIN Haus aus.

Gehe nun zum ersten Raum. Rufe alle Lichtwesen, die DIR helfen möchten, zu Hilfe. Entzünde den Weihrauch und räuchere die Ecken, Wände und Gegenstände ab. Vergiss nicht, vorher die Fenster zu öffnen. Beim Räuchern nutze ich immer folgenden Spruch:

Es wohnt die Liebe in diesem Haus und alles, was nicht Liebe ist, bitte ich hinaus.

Gehe so von Raum zu Raum. Nun ziehe Linien aus Salz an jeder nach außen führenden Tür.

Nun gehe wieder zum Anfangsraum und fange an, diesen auszuklatschen. Gehe an den Wänden entlang und klatsche in die Hände. Du wirst anhand des Klatschtones hören, wo die Energie noch aufgelockert werden muss. Gehe so von Raum zu Raum. Spüle danach DEINE Hände mit kaltem Wasser ab.

Nun nimm DEINE Glocke oder eine Klangschale (ich bevorzuge die für das Herzchakra) und läute entlang der Wände und Ecken. Lade damit den Raum auf. Gehe so von Raum zu Raum.

Nun versiegelst DU die Räume, indem DU Schutzsymbole in die Böden, Decken und Wände projizierst. Wenn DU dies in allen Räumen gemacht hast, überlege, welche Energie in welchem Raum vorherrschend sein soll. Sobald dies feststeht, gehe in den ersten Raum und rufe das Gefühl der Energie hervor, die hier schwingen soll, zum Beispiel Frieden. Wenn DU den Frieden in DIR fühlst, so dehne ihn auf den ganzen Raum aus. Nun lade die anderen Räume mit der entsprechenden Energie auf.

Wenn DU fertig bist, bedanke DICH bei allen Wesen, die DIR geholfen haben.

Das Aufladen der Räume sollte von Zeit zu Zeit erneuert werden.

Energiearbeit

Chakrenausgleich: Der Ausgleich funktioniert dadurch, dass von dem Chakra, welches zu viel Energie hat, das Zuviel – durch den, der sich zur Verfügung stellt – in das Chakra fließt, welches zu wenig Energie hat. In der folgenden Anleitung findest du den üblichen Chakrenausgleich mit den sieben Hauptchakren.

Ausgleich 1. und 7. Chakra: Lege eine Hand über das Kronenchakra, die andere Hand über das Wurzelchakra und lasse geschehen.

Ausgleich 2. und 6 Chakra: Lege eine Hand über das Stirnchakra, die andere über das Sakralchakra und lasse geschehen.

Ausgleich 3. und 5 Chakra: Lege eine Hand über das Halschakra, die andere über das Solarplexuschakra und lasse geschehen.

Ausgleich 4. Chakra: Das Herzchakra verbindet die oberen mit den unteren Chakren. Lege deshalb beide Hände auf das Herzchakra und mache DICH zum Kanal, so dass ein Zuviel abfließt und ein Zuwenig aufgefüllt wird durch die göttliche Energie/ Reiki/Chi oder wie DU es nennst.

Ausgleich Hand- und Fußchakren: Lege eine Hand auf die rechte Hand und die andere Hand auf den rechten Fuß und lasse geschehen. Danach das Gleiche auf der linken Seite.

Es kann sein, dass DU zu Beginn wahrnimmst, dass das Wurzelchakra mit einem höheren Chakra als dem Kronenchakra ausgeglichen werden soll. Wenn es so ist, dann tue es! Verlasse DICH ganz auf DEIN Gefühl! Und wenn DEIN Arm zu kurz sein sollte, so verlängere ihn in Gedanken. Das Sakralchakra wird dann natürlich mit dem Chakra ausgeglichen, das eines unter dem gerade ausgeglichenen oberen Chakra liegt, und so weiter ...

Handpositionen Energiebehandlung

Ich persönlich arbeite mich immer von unten nach oben hoch, um gegen Ende dann noch einmal die Füße, also die Erdung, zu bearbeiten. Das heißt: von der Erde in den Himmel und wieder in die Erde. Es gibt natürlich auch Fälle, bei denen ich oben anfange, um den Himmel mit der Erde und dann wieder mit dem Himmel zu verbinden – je nachdem, welche Hauptenergie vorliegt. Es ist egal für die Wirkung, ob DU DEIN Gegenüber berührst oder die Hände über ihm hältst. DU wirst merken, wann was richtig ist.

Entscheide für DICH vorher, ob DU DICH zum Kanal für

a) göttliche Energie/Reiki/Chi und so weiter,

b) Heilung zum allerhöchsten Wohle,

c) Heilung in Liebe und Leichtigkeit,

d) ein bestimmtes Mantra,

e) eine bestimmte Farbe,

f) ein bestimmtes Symbol oder

g) alles zusammen machst – jeweils an der richtigen Stelle. Für Ungeübte würde ich b) empfehlen.

Grundposition 1: Beide Hände auf/über den Füßen (eine rechter Fuß, eine linker Fuß) und fließen lassen.

Grundposition 2: Beide Hände auf/über dem Wurzelchakra und fließen lassen.

Grundposition 3: Beide Hände auf/über dem Sakralchakra und fließen lassen.

Grundposition 4: Beide Hände auf/über dem Solarplexuschakra und fließen lassen.

Grundposition 5: Beide Hände auf/über dem Herzchakra und fließen lassen.

Grundposition 6: Beide Hände auf/über dem Halschakra und fließen lassen.

Grundposition 7: Beide Hände auf/über den Schultern (eine rechts, die andere links) und fließen lassen.

Grundposition 8: Beide Hände auf/über den Händen (eine rechts, eine links) und fließen lassen.

Grundposition 9: Beide Hände auf/über dem Halschakra und fließen lassen.

Grundposition 10: Beide Hände auf/über dem Stirnchakra und fließen lassen.

Grundposition 11: Beide Hände auf/über dem Kronenchakra und fließen lassen.

Wenn DU das Gefühl hast, dass DU eine andere Handposition einnehmen solltest oder DEINE Hände einfach woanders liegen wollen, dann folge DEINER Intuition. Die Grundpositionen sind ein Hilfsmittel, an dem man sich orientieren kann, aber nicht muss. Letztendlich kommt es darauf an, seinen Wahrnehmungen zu folgen!

Reiki-Symbole

Was ist Reiki? Reiki (sprich Ree-kii) ist eine sehr alte Heilmethode, die vor über 2500 Jahren schon in den alten Sanskrit-Sutras erwähnt wurde und die im 19. Jahrhundert von Dr. Mikao Usui, einem christlichen Mönch aus Japan, wiederentdeckt wurde. Seitdem wird auch vom Usui-System des Reiki gesprochen. Reiki ist weder Kult noch Religion, sondern eine natürliche Heilmethode, die durch die universelle Lebensenergie (auch bekannt als Chi, Prana, Odem Gottes, ...) die Selbstheilungskräfte des Körpers aktiviert.

Wie funktioniert Reiki? Reiki funktioniert ganz ähnlich wie die spirituelle Energiearbeit. Der Unterschied ist nur, dass im Reiki Symbole angewandt werden. Die Handpositionen sind jedoch die gleichen.

Was ist ein Symbol aus spiritueller Sicht? Ein Symbol ist eine Erfahrung, die stark verkürzt und vereinfacht dargestellt in eine abstrakte Form übertragen worden ist. Es kann auch eine Anweisung oder Erkenntnis sein. Es gibt der Natur entnommene Symbole (Mond, Sonne, Baum, ...) und künstlich erschaffene Symbole (Buchstaben, Mandalas, Ying-Yang-Zeichen, Runen, ...)

Wie wirken Symbole? Symbole wie die nun folgenden beziehen ihre Kräfte von Lichtwesen bzw. Lichtebenen. Sie werden dem Nutzer nur geliehen bzw. der Nutzer bedient sich nicht seiner eigenen Kraft, sondern leiht sich über die Nutzung des Symbols eine – meist – höher schwingende Energie aus. Diese Kraft wirkt sich auf die entsprechenden Bereiche, für die das Symbol angewendet wird, aus.

Fehler bei der Anwendung können sein:

- Unkonzentriertheit (die Energie folgt der Aufmerksamkeit).

- Auswahl des falschen Symbols.

- Falsches Zeichnen des Symbols (jede Linie hat ihre Bedeutung, wird sie anders gesetzt, verändert sich die Bedeutung).

Anwendungsarten von Symbolen:

- 1 x in die linke Hand zeichnen und 3 x mit dem Mantra aktivieren, 1 x in die rechte Hand zeichnen und 3 x mit dem Mantra aktivieren, 1 x auf den Handrücken der rechten oder linken Hand zeichnen und 3 x mit dem Mantra aktivieren.

- Symbol vor, über oder in ein Chakra zeichnen.

- Symbol vor, hinter oder in den Körper zeichnen.

- Symbole auf Gegenstände setzen.

- Symbole in Räume, Orte, Plätze setzen.

Die Auswahl hängt vom System ab, in welchem DU DICH bewegst, von dem System, in welchem DEIN Gegenüber sich befindet und natürlich auch davon, was DU bewirken willst.

In der klassischen Reiki-Lehre gibt es verschiedene Grade: Reiki-Grad I bis Großmeistergrad. Je nach Grad erhältst DU ein neues Symbol. Ich persönlich bin kein Fan von "Erst-wenn-du-das-hast-darfst-du-Folgendes", deswegen stelle ich DIR hier alle Symbole vor, die ich kenne.

Es ist als Anfänger am leichtesten, die nun folgenden Reiki-Symbole erst einmal nacheinander auszuprobieren bzw. zu üben. Es ist leichter, mit ihnen zu arbeiten, wenn DU die Form auswendig zeichnen kannst bzw. das Symbol so gut in Erinnerung hast, dass DU es einfach nur projizieren musst.

Wenn gewisse Symbole einfach nicht DEIN Ding sind, dann ist das in Ordnung so! Lass sie einfach weg und/oder ersetze sie durch andere. DU kannst auch verschiedene Systeme mischen. Die meisten Systeme vertragen sich untereinander, auch wenn deren Lehrer oft etwas Gegenteiliges sagen – aber das hat eher andere Gründe. ☺ Sollten zwei Systeme einmal nicht kompatibel sein, so wirst DU es fühlen, da die Symbole sich abstoßen. Dann probiere einfach ein weiteres aus.

CHO KU REI

Das Cho Ku Rei ist ein Kraft- und Schutzsymbol. Es verstärkt alle Energien, ist aber auch ein Stoppschild. Wenn DU Schutz brauchst, zeichne es zwischen DICH und DEIN Gegenüber.

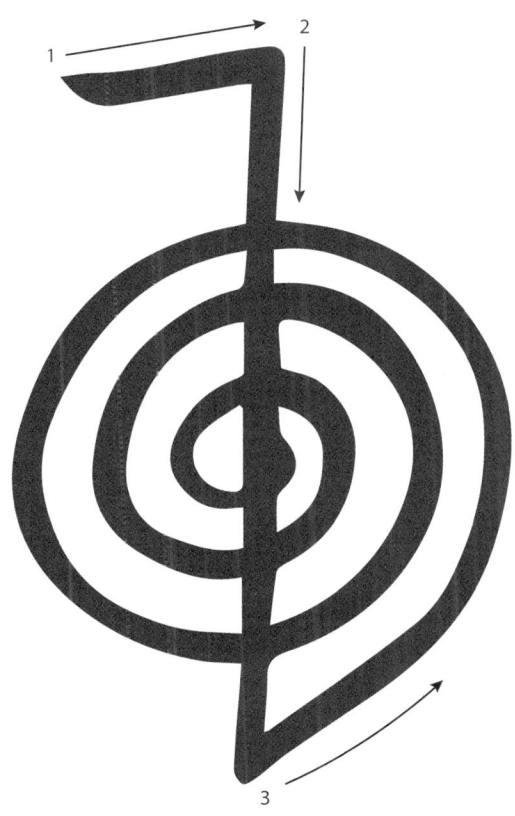

Cho Ku Rei

Bedeutung des Mantras:

höchster Geist

Affirmation:

Ich bitte den Geist Gottes an diesen Ort und bitte um Unterstützung.

Bedeutung der Symbollinien:

Ich gehe in die Unendlichkeit.

Ich fasse den Entschluss.

Hülle ein und komme mit allen Energien zum göttlichen Wesenskern.

Bedeutung der Silben:

CHO – Krummschwert, das eine geschwungene Linie zieht

KU – Eindringen, um ein Ganzes zu schaffen, wo nichts ist.

REI – transzendentaler Geist

SEI HEI KI

Das Sei Hei Ki ist das Mentalsymbol, das Tor zur inneren Kraft. Es aktiviert das Solarplexus- und Herzchakra. Es ist der Wächter der Seele und hilft bei geistigen Blockaden. Meist wird über das Sei Hei Ki noch das Cho Ku Rei gezeichnet zur Verstärkung der Kraft. DU wirst spüren, ob es DEIN Weg ist, es so zu handhaben oder nicht.

Bedeutung der Symbollinien:

Ich gehe zum Höheren Selbst, zum mittleren Selbst, zum inneren Kind.

Ich baue den Schutz auf.

Ich habe den Schlüssel und schließe unter dem Schutz auf.

Bedeutung der Silben:

SEI – wesentliche Qualität

HEI – Frieden

KI – Lebensenergie

bzw.

HEI KI – ungestörte Ruhe im Geist

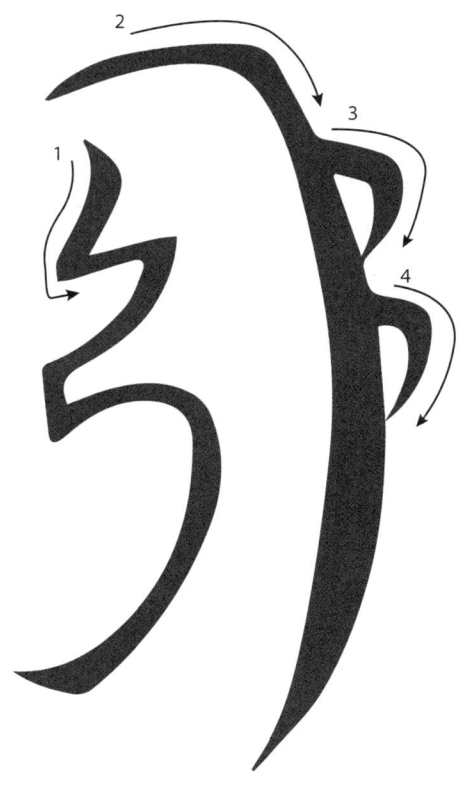

Sei Hei Ki

HON SHA ZE SHO NEN

Das Hon Sha Ze Sho Nen ist ein Kontaktsymbol. Es hat die Kraft, Energie über Raum und Zeit hinweg fließen zu lassen. Zeichne das Symbol über ein Foto oder einen Gegenstand der zu kontaktierenden Person oder auf einen Zettel mit ihrem Namen, um den Kontakt herzustellen. Dann stelle DIR in Gedanken die Person vor. Nun kannst DU DEINE Energiearbeit machen.

Bedeutung der Symbollinien:

Ich gehe in die Unendlichkeit.

Ich fasse den Entschluss, den göttlichen Kanal aufzubauen.

Ich erinnere mich an die Unendlichkeit.

Ich benötige die Basis, um eine Brücke für das Haus des Menschlichen aufzubauen, für das die Erde Basis ist.

Ich gehe in die Tiefe.

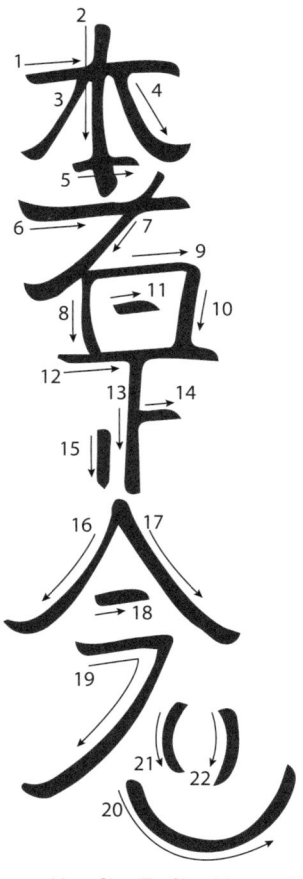

Hon Sha Ze Sho Nen

Bedeutung der Silben:

HON – der Ursprung, der Beginn

SHA – Leuchten

ZE – auf dem richtigen Kurs vorangehen

SHO – das Ziel

NEN – die Stille, Ruhe im Sein

DAI KOMIO

Das Dai Komio ist das Meistersymbol. Wenn DU es anwendest, wirst DU von einer Lichtsäule umhüllt, die DICH direkt mit der spirituellen Welt verbindet. Es ist auch ein Schutzsymbol.

Bedeutung der Symbollinien:

Ich gehe in die Unendlichkeit.

Ich bin mir des göttlichen Kanals bewusst auf der Erde, in der Welt.

Der Mensch, mit geöffneten Armen zum Licht hin strebend.

Ich gehe in die Tiefe, um die weiblichen und männlichen Kräfte zu erfahren.

Hülle.

Schutz der Seele bei der Erinnerung an Hingabe und Hinnehmen.

Hülle.

Schutz der Seele bei der Rückerinnerung.

Eindruck und Ausdruck.

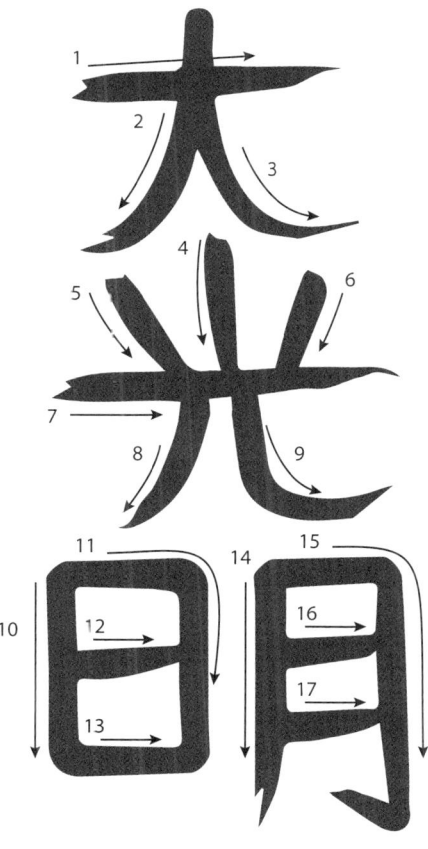

Dai Komio

SHI KA SEI KI

Das Shi Ka Sei Ki bringt DICH in tiefere Verbindung mit dem Herzchakra und der Herzensenergie. Das Symbol wird auch das Tor zur Seele genannt und steht für Liebe, Verständnis und Toleranz.

Bedeutung der Symbollinien:

Ich gehe in die Unendlichkeit und bilde Herzenswärme.

Ich bin mir der göttlichen Kraft der Unendlichkeit bewusst.

Ich erinnere mich zurück an die Unendlichkeit und fasse den Entschluss, die göttliche Kraft zum göttlichen Herzen zurückzuführen.

Ich fühle die Unendlichkeit und bilde menschliche Herzenswärme.

Ich baue die Verbindung zu anderen Herzen auf hier auf der Erde, in der Welt.

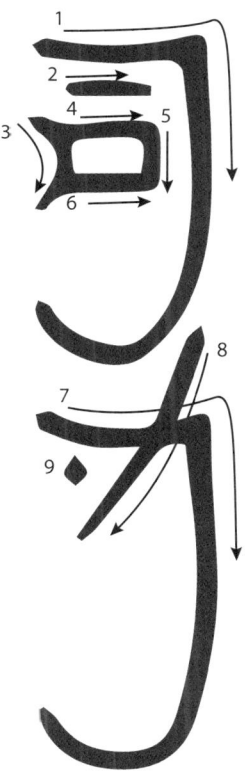

Shi Ka Sei Ki

CHI KA SO

Das Chi Ka So steht für Ausdruck und Kommunikation. Es reinigt Blockaden, die mit diesen beiden Themen zu tun haben. Es ist das Tor der Befreiung.

Bedeutung der Symbollinien:

Ich gehe in die Unendlichkeit.

Ich bin mir des göttlichen Kanals bewusst.

Ich treffe die Entscheidung, mich dem Göttlichen zu öffnen.

Ich fasse den Entschluss, in die Tiefe zu gehen.

Ich bin mir der Unendlichkeit und der göttlichen Kraft des Ausdrucks bewusst.

In der Welt die Erde ruht.

Ich baue den Schutz auf.

Ich verwirkliche den Reiki-Kanal, indem ich mich an die Unendlichkeit erinnere.

Ich habe den Schlüssel zu meinem inneren Kind, die göttliche Schale, in die ich vertrauensvoll meine Hände lege.

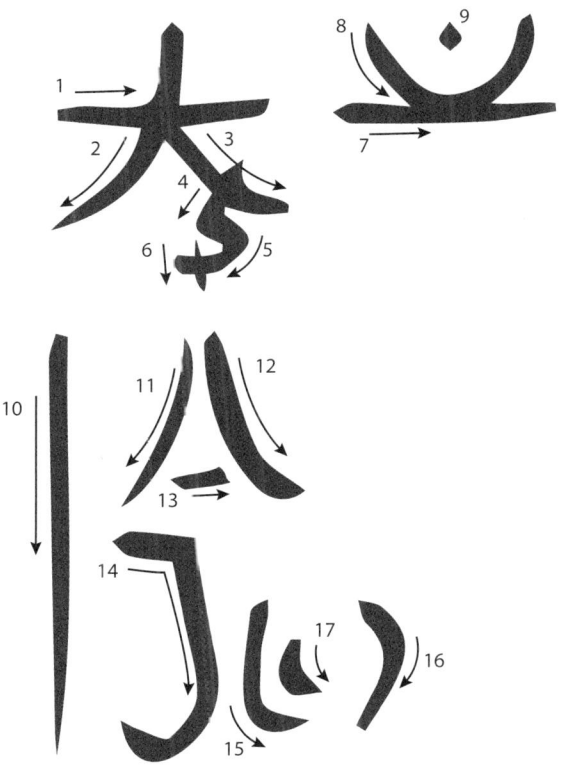

Chi Ka So

DAI CHO WA

Das Dai Cho Wa ist das Symbol der großen Harmonie. Es stellt die Harmonie wieder her, wo sie abhandengekommen ist.

Bedeutung der Symbollinien:

Ich gehe in die Unendlichkeit.

Ich bin mir des göttlichen Kanals bewusst.

Ich bin mir des göttlichen Kanals bewusst auf dieser Erde, in der Welt.

Ich steige hinab in das mittlere Selbst und das innere Kind, um es mit den göttlichen Kräften emporzuheben.

Mit dieser Basis gehe ich hinab, rufe die Lichtkräfte des Universums, um hier eine Basis zu schaffen, uns mit dem Licht zu vereinigen, uns mit dem Licht zu vereinigen, uns mit dem Licht zu vereinigen aus den vier Ecken der Welt.

Ich baue auf den Schutz und begebe mich noch tiefer in diese Kraft.

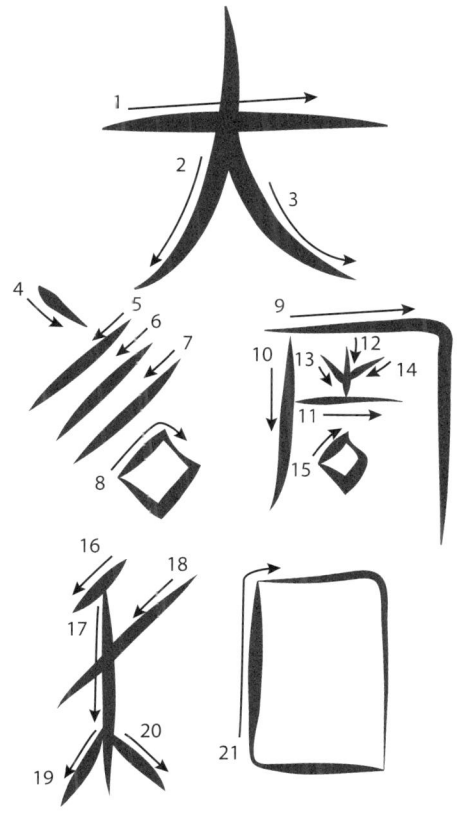

Dai Cho Wa

Das göttliche Licht folgt mir und beschützt mich.

Der Reiki-Kanal ist jetzt offen für das Höhere Selbst, das mittlere Selbst und das innere Kind.

DAI FA SHU

Das Dai Fa Shu ist das Symbol der großen Teilung: Es trennt, was nicht zusammengehört.

Bedeutung der Symbollinien:

Ich gehe in die Unendlichkeit.

Ich bin mir des göttlichen Kanals bewusst.

Ich bin mir des göttlichen Kanals bewusst in allen Unendlichkeiten und Dimensionen.

Die Kraft steigt nach oben und nach unten, um eine Mitte zu erschaffen für sämtliche Energien.

Ich steige noch tiefer hinab, um weibliche und männliche Energien zu vereinigen, um weibliche und männliche Energien zu vereinigen, um sie auf dieser Ebene aufzulösen.

Der Reiki-Kanal ist jetzt aufgebaut, der Reiki-Kanal ist jetzt aufgebaut, um eine unendliche Basis zu schaffen zum Senden und zum Empfangen von göttlichen Botschaften und zum Aussenden von Lichtenergien.

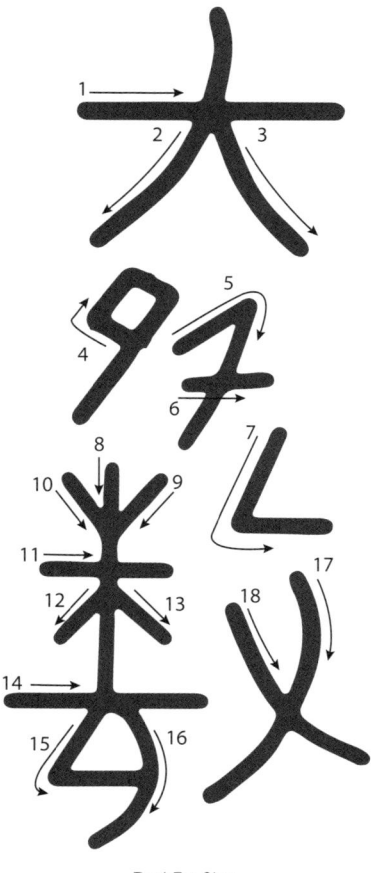

Dai Fa Shu

Sexualmagie

In diesem Kapitel geht es darum, wie DU, wenn DU Spaß an DEINER Sexualität hast, allein oder mit Partner/in DEINEN Körper, DEINE Energiezentren und DEINE spirituelle Kraft stärken bzw. harmonisieren kannst. Durch die Stärkung der energetischen Zentren manifestieren sich DEINE Energien schneller, das heißt, die Wirkung DEINER Affirmationen, Wünsche, Gebete ist um einiges größer.

Eine Methode für den Energieausgleich ist, direkt nach dem Orgasmus die Hände auf die Chakren zu legen und den klassischen Chakrenausgleich durchzuführen. Übe es am besten erst einmal alleine und fühle die Wirkung. Beim nächsten Mal probiere die Variante, dass eine Hand auf dem Herzchakra liegen bleibt und die andere die einzelnen Positionen der anderen Chakren durchgeht. Lasse DEINE Hand dort liegen, wo es sich für DICH am angenehmsten anfühlt. Ich persönlich bevorzuge eine Hand auf dem Herzchakra und die andere am Wurzelchakra oder Kronenchakra, je nach Bedarf. Wenn DU weißt, wie sich das anfühlt, dann probiere es doch einfach einmal an DEINEM Partner aus.

Eine weitere Variante ist, dass ihr, nachdem einer von euch oder ihr beide den Höhepunkt erlebt hat/habt, gegenseitig den Energieausgleich macht und schaut, wie sich dadurch eure Energien verbinden und ob die Energien harmonisch fließen.

Übungen:

Eine sehr schöne Energie bringt folgende Übung hervor: Kurz vor dem Orgasmus jeweils die linke Hand auf das Herzchakra des Partners legen und DEINE eigene Herzensenergie in ihn fließen lassen. Mein Mann und ich können so gut in gemeinsame frühere Leben hüpfen.

Eine weitere Übung, die ich erst einmal alleine zu praktizieren empfehle, ist, dass DU

während des Orgasmus die Orgasmus-
energie durch DEINE Chakren hochziehst –
bis zu welchem, sagt DIR DEIN Gefühl. Sei
hier aber sehr vorsichtig, denn zu viel Kun-
dalinienergie kann schnell körperliche und
psychische Probleme hervorrufen. Wenn
so ein Problem auftaucht, bitte sofort die
Energie hinunter in DEINE Wurzeln schicken
und Erdungsübungen machen; Schüssler-
salz Nr. 3 in D6 kann ich auch immer empfehlen als Schnellerdung.

Erst wenn DU und DEIN Partner, also jeder für
sich, diese Übung problemlos und entspannt
praktizieren kannst/kann, würde ich eine gemeinsame Aktivität empfehlen.

Ich wünsche viel Vergnügen!

Iris´ kleines Heiler-1 x 1

Folgende Punkte sollten meiner Meinung nach bei jeder Energiearbeit beachtet werden:

Inneres Gleichgewicht. Wenn DU DICH nicht ausgeglichen fühlst, gestresst, traurig oder wütend bist, also nicht im Gleichgewicht bist, dann lass zu diesem Zeitpunkt die Finger von der Energiearbeit! Denn wenn DU nicht im inneren Gleichgewicht bist, ist die Chance groß, dass DU irgendeinen der nachfolgenden Punkte vernachlässigst – und das könnte für DICH oder für die Person, an der DU die Energiearbeit ausführst, sehr gefährlich werden. Solltest DU nicht in DEINER Mitte sein, lässt sich an diesem Punkt gut überprüfen, wie weit DU schon auf dem Weg bist: Kannst DU ehrlich sein und zugeben, dass Energiearbeit gerade nicht möglich ist?

Erdung. Erdung ist wichtig, damit DU DEIN Gleichgewicht halten und DEINER Intuition und DEINEN Visionen besser folgen kannst. Alles sollte im Gleichgewicht sein. Wenn DU weißt, dass Energiearbeit ansteht, dann sorge vorher und/oder nachher für genügend Erdung. Körperliche Betätigung ist immer noch die beste Erdung! Natürlich ist es vor der Energiearbeit auch hilfreich, sich energetisch zu verwurzeln und sich gleichzeitig mit dem Himmel zu verbinden, damit der Kanal offen ist.

Schutz. Ist der Ort sicher, an welchem DU die Energiearbeit vollbringen willst? Hast DU DICH geschützt? Kannst DU DEIN Gegenüber jederzeit schützen, sollten sich Blockaden lösen oder Fremdenergien zeigen?

Kanal. Mach DICH zum Kanal! Ziehe niemals die Energien des Gegenübers in DICH hinein und gib ihm nie DEINE Energie. Dies kann für euch beide körperlich und psychisch gefährlich werden. Lasse Licht/göttliche Energie/Heilenergie durch DEIN Kronenchakra in DICH fließen, und leite es durch DEINE Hände in DEIN Gegenüber. Mit dem laut gesprochenen oder auch nur gedachten Satz

"Heilung fließt jetzt zu DEINEM allerhöchsten Wohle" kannst DU nichts falsch machen, und DEINE Gedanken sind gezielt auf Heilung ausgerichtet.

Loslassen. Lasse DEIN Ego und DEINE Vorstellungen, wie etwas zu sein hat, los. Beurteile nicht, und öffne DICH ganz DEINEM Gegenüber. Jeder hat dunkle und helle Seiten. Wenn DU eine dunkle Seite wahrnimmst, so umarme sie mit der gleichen Liebe wie eine helle Seite. Betrachte den Weg, den nächsten Schritt DEINES Gegenübers, ohne ihn zu beurteilen.

Intuition. Folge immer DEINER Intuition, egal wie seltsam sie DIR vorkommen mag. Trau DICH, DEINEN Bildern zu folgen. Wenn DEINE Hände an eine bestimmte Stelle wandern, so lasse sie dorthin wandern. Wenn DU das Gefühl hast, DU musst etwas herausziehen, dann tu es. Wenn DU einen bestimmten Satz im Kopf hast, dann sprich DEIN Gegenüber vorsichtig darauf an. Aber halte den Mund, wenn DU bloß DEIN Können bestätigt haben möchtest.

Prüfung. Überprüfe stets DEINE Wahrnehmung. Ist es DEIN Ego oder DEINE Intuition, die DIR gerade etwas einflüstert? Kleiner Tipp am Rande: Eingebungen sind einfach da, egal wie gaga. Das Ego will etwas ändern, es besser haben. Prüfe bei DEINER Wahrnehmung, ob DU gerade Vergangenheit, Gegenwart oder Zukunft wahrnimmst. Prüfe, ob es der Glaubenssatz DEINES Gegenübers ist oder der einer Fremdenergie.

Hilfe. Wenn DU nicht weiterweißt oder DIR nicht sicher bist, so kannst DU die Lichtwesen um Hilfe bitten. Die Hilfe steht DIR sofort zur Verfügung. Und wenn DU gar nicht weiterweißt, sei nicht zu stolz, einen Kollegen um Hilfe zu bitten.

Symbole. Wenn DU Symbole nutzt, dann benutze bitte nur welche, deren Wirkung DU genau kennst. Nur so kannst DU wissen, ob sie mit dem Energiesystem DEINES Gegenübers kompatibel sind. Und vergiss nicht: Hilfsmittel sind immer nur Hilfsmittel.

Reinigung. Nach der Energiearbeit steht eine energetische und physische Reinigung von DIR selbst und dem Ort der Energiearbeit an, zum Beispiel mit Räuchern, der violetten Flamme der Wandlung, Händewaschen, Duschen oder Baden in Salzwasser.

Fremdenergien

Alles, was nicht zu DEINEN eigenen Energien gehört, ist eine Fremdenergie, also Verstrickungen, übernommene Muster, Geister, Dämonen, Flüche, aber auch Engel, Lichtwesen, Gottheiten und so weiter.

Auf Verstrickungen und übernommene Muster bin ich ja schon in den vorangegangenen Abschnitten eingegangen. Hier geht es vorwiegend um die Arbeit mit den dunklen Wesenheiten und den Lichtwesen.

• • •

Wesenheiten

Zu den Lichtwesen zählen alle hochschwingenden Wesenheiten wie Engel, Aufgestiegene Meister, Götter, Göttinnen, Schutzgeister oder Totemtiere, um nur einige aufzuzählen. Diese Wesen haben ein höher entwickeltes Bewusstsein bzw. sie stehen uns gerne helfend zur Seite.

Bei dunklen Wesenheiten handelt es sich um Seelen oder Seelenanteile Verstorbener oder sogenannte Dämonenwesen. Diese zapfen einen Menschen energetisch an oder bedrohen oder belästigen ihn.

Geister: Manchmal möchte ein Verstorbener nicht den Weg ins Licht gehen. Dies geschieht aus verschiedenen Gründen, weil er beispielsweise den Ehepartner oder das Kind nicht loslassen möchte. Die Verstorbenen haften sich aus Liebe oder Hass an die Lebenden und beeinflussen sie so auf unbewusster Ebene. Oft sind es aber auch Seelen, die unter schockierenden Umständen zu Tode gekommen sind und nicht verstehen, was passiert ist und in welchem Zustand sie sich jetzt befinden. Je nach Ursache ihrer Erdgebundenheit verbleiben die Wesen entweder an dem Ort, an dem sie gestorben sind, oder bei einer Person, die sie stark geliebt oder gehasst haben.

Dämonen: Die sogenannten Dämonen sind dunkle Wesenheiten, die nie einen Körper besessen

115

haben. Es ist eine Ansammlung dunkler Energien in Form einer Wesenheit, der Gegenpol zum Lichtwesen.

Woran erkenne ich eine Anwesenheit?

DU erkennst an folgenden Anzeichen, dass Fremdenergien anwesend sind:

- **Gegenstände verschieben sich wie von Geisterhand.** Wenn sich Gegenstände plötzlich an anderen Orten befinden oder diese sich sogar vor DEINEN Augen bewegen, so kannst DU zumindest im letzteren Fall sicher sein, dass eine Wesenheit vor Ort ist. Auf jeden Fall ist dies eine Art, DEINE Aufmerksamkeit zu erlangen.

- DU siehst Schatten vorbeihuschen – meist aus dem Augenwinkel. Es können dunkle Schatten oder helle Schatten sein. Sie können die Form einer Wolke oder eines Menschen, Tieres, Engels etc. haben.

- DU hörst Klopfgeräusche. Auch dies ist eine Art, DEINE Aufmerksamkeit zu erregen.

- DU hörst jemanden laufen. Du kannst ganz deutlich Schritte hören. Meist geht dies einher mit dem Huschen von Schatten.

- DU kriegst ohne Grund auf dem Rücken eine Gänsehaut. Dies ist das eindeutigste Anzeichen für das Vorhandensein von Wesenheiten. Je stärker die Gänsehaut, desto stärker die Wesenheit.

- DU fühlst an gewissen Stellen im Raum eine besondere Kälte, Schwere oder Beklommenheit. DU betrittst einen Raum, und es ist dort viel kälter als im Raum nebenan oder als einen Schritt zuvor. DU hast das Gefühl, als würdest DU durch Sirup laufen, DIR fallen DEINE Bewegungen schwer. DU fühlst Beklommenheit.

- DEINE Haustiere ticken ohne Grund aus oder wollen DICH beschützen. Wenn DEINE Haustiere auf einmal knurren, fauchen und schreien, in eine bestimmte Ecke starren oder DICH

beschützen bzw. woanders hindrängen, ist
Vorsicht angebracht.

- Gerüche tauchen plötzlich auf, beispielsweise
  ein Parfumduft oder Verwesungsgestank.
  Manchmal begleitet eine Fremdenergie ein
  angenehmer Geruch wie Blumenduft, der
  Duft nach frisch gebackenen Plätzchen – es
  kann aber auch der Geruch von Verwesung,
  faulen Eiern oder Gülle sein.

- DU fühlst dich ständig ausgelaugt und müde,
  bist ohne erkennbaren Grund depressiv.

- DU hast das Gefühl, DICH berührt jemand,
  oder DU spürst, wie sich jemand zu DIR setzt
  oder legt; Polster oder Matratze bewegen sich
  spürbar.

- Fremde Stimmen im Kopf. Diese Stimmen können DIR unterstützende Infos geben oder DIR
  negative Dinge sagen. Plötzliche Eingebungen
  können auch von Wesenheiten stammen.

- Stille. DU gehst zum Beispiel durch einen
  Wald und hörst die Tiere und den Wind in
  den Bäumen. Und plötzlich: Stille. Ein paar

Schritte weiter herrscht wieder die normale Geräuschkulisse.

Aber Achtung: Nur weil ein paar dieser Anzeichen da sind, muss es sich noch lange nicht um Fremdenergien handeln!

Bitte kläre erst einmal ab, ...

- ... ob es nicht Geräusche aus der Nachbarwohnung sind (manche Häuser sind hellhöriger, als DU denkst).

- ... ob DEINE Tiere beim Spielen etwas verschoben haben.

- ... ob DEIN Partner DICH foppen will.

- ... ob Fenster oder Türen nicht ganz dicht sind – Zugluft macht auch Gänsehaut und kühlt einen Raum.

- ... ob DEINE Haustiere krank sind (gewisse Krankheiten haben ähnliche Symptome).

- ... ob DU körperlich und geistig fit bist (gewisse Krankheiten können bestimmte Wahrnehmungen auslösen).

- ... ob der Bauer von nebenan nicht gerade einfach Gülle gefahren hat.

Bei der Anwesenheit von Fremdenergien sind meist mehrere Anzeichen vorhanden! Jeder Mensch hat eine andere Wahrnehmung der Dinge. Finde heraus, wie DU Wesenheiten wahrnimmst.

Ich selbst nehme die Wesen auf unterschiedliche Arten wahr. Engel zum Beispiel nehme ich wahr, indem ich den Schatten ihrer Flügel sehe oder indem sich meine eigenen Flügel aufklappen. Bei sehr hochschwingenden Lichtwesen nehme ich oft eine gewisse Kälte im Raum wahr – im Zusammenhang mit innerer Ruhe. Bei der Anwesenheit von hinduistischen oder buddhistischen Wesenheiten sehe ich immer Gold, bevor ich das Wesen selbst wahrnehme. Gottheiten sehe ich vor dem inneren Auge. Elfen und Trolle erkenne ich, indem sich meine Körperwahrnehmung verändert – und zwar so, dass ich an mir Elfenohren oder eine andere Körpergröße fühle. Dunkle Wesenheiten nehme ich oft durch dunkle Schatten, Gestank und eine heftige Gänsehaut wahr, oft einhergehend mit einem Fluchtinstinkt. Manchmal merke ich auch erst, dass eine dunkle Energie anwesend ist, wenn sich auf einmal Schutzgeister bei mir einfinden oder sich eine Lichtkugel um mich bildet, meine Hände anfangen zu kribbeln und Licht von alleine aus ihnen schießt. Aber wie gesagt, dies ist bei jedem Menschen anders. Wichtig ist herauszufinden, wie es bei DIR ist! Fühlen sich alle Wesenheiten gleich an? Welche Unterschiede gibt es in DEINER Wahrnehmung?

Wie gehst DU nun vor, wenn DU festgestellt hast, dass Fremdenergien vorhanden sind? Ganz wichtig: **Ruhe bewahren!** Zentriere DICH in DIR selbst und entspanne DICH. Ziehe einen Schutz um DICH (entweder durch einen Schutzkreis, durch Gebete oder Ähnliches) und/oder räuchere mit Weihrauch, Styrax oder Kräutern mit gleicher Wirkung. Solltest DU noch ängstlich sein, so kannst DU DIR jederzeit Hilfe herbeirufen von Engeln, Aufgestiegenen Meistern und anderen Lichtwesen oder natürlich auch von jemandem, der Erfahrung in der Arbeit mit Fremdenergien hat.

Wenn DU nicht weißt, was für eine Fremdenergie DIR gegenübersteht, so kannst DU sie fragen – aber Vorsicht, die Antwort muss nicht stimmen. Höre lieber auf DEINE innere Stimme. Erdgebundenen Seelen kannst DU erklären, dass sie tot sind und ins Licht gehen können; hierfür kannst du um Hilfe von oben bitten. Andere Arten der Fremdenergien können weggeschickt, gebannt, ins Licht geschickt oder auch vernichtet werden. Dazu gibt es eine Menge verschiedener Wege, die je nach Region und Religion unterschiedlich ausfallen – und nicht jede Energie reagiert auf jedes Ritual. Solltest DU schon etwas erfahrener sein und gut unterscheiden können, was DEINE Gedanken und was Fremdstimmen sind, so verlasse DICH auf DEINE Intuition und folge ihr! Und wenn DEIN Gefühl sagt: "Bloß weg hier!" Dann folge ihm! Lieber einmal – gefühlt – zu oft der eigenen Angst gefolgt, als Federn zu lassen, weil man sich überschätzt hat! Und bedenke: Es ist nie zu spät, Hilfe zu holen. Für jede Aufgabe, die das Leben dir stellt, gibt es eine gute Lösung!

Wie genau DU mit den Fremdenergien arbeiten kannst, wird DIR im Folgenden gezeigt. Die Arbeit mit Lichtwesen unterscheidet sich natürlich von der Arbeit mit den dunklen Wesenheiten. Lichtwesen ruft man eher zur Hilfe und dunkle Energien führt man eher ins Licht, verbannt oder vernichtet sie.

Die Arbeit mit Lichtwesen

Bei der Arbeit mit Lichtwesen ist es wichtig, dass DU dafür Sorge trägst, dass alle Anwesenden gut geschützt sind und dass DU auch genau weißt, dass das Wesen, welches DU channeln oder invokieren willst, auch wirklich zu den Lichtwesen gehört. DU solltest DICH vorher vertraut machen mit Art und Wesen der Energie, die DU rufen willst, damit der Schuss nicht nach hinten losgeht. Sei DIR aller Aspekte der Wesenheit bewusst, schließlich lässt DU sie ja in DICH oder durch DICH. Sei DIR bitte auch vorher darüber im Klaren, ob diese Energie mit DEINER kompatibel ist, ansonsten könnte es körperliche oder psychische Probleme geben. Channeln ist ungefährlicher als Invokation, da die Wesenheiten beim Channeln neben DIR sind. Beim Invokieren sind die Wesenheiten in DIR!

Channeln: Hier rufst DU ein Lichtwesen zu Hilfe, um DIR Informationen und/oder Unterstützung für DEINE Energiearbeit zu holen. Nenne das entsprechende Lichtwesen bitte immer direkt beim Namen, damit DU der dunklen Seite möglichst keine Gelegenheit gibst, sich als das Lichtwesen auszugeben. Mache DICH zum Kanal für die Antworten. Lichtwesen wollen nicht unbedingt in DICH treten, sie bleiben beim Channeln außerhalb von DIR und geben Antworten von dort, auch wenn DU diese dann in DEINEM Kopf hörst oder Bilder siehst. Wichtig ist, dass DU die gechannelte Antwort genauso wiedergibst und sie nicht interpretierst. Das kannst DU später machen, wenn DEIN Gegenüber Fragen hat, aber erst einmal gilt es, die empfangene Information möglichst "wortgetreu" wiederzugeben. Bedenke bitte auch, dass DEINE Wahrnehmungen durch DEINE Psyche gefiltert und beeinflusst werden. Für DEIN Gegenüber können die Bilder eine völlig andere Bedeutung haben – nimm ihm die Möglichkeit der eigenen Interpretation nicht. Der schwierige Part ist, diese Eingebungen in Einklang mit der Frage DEINES Gegenübers zu bringen.

125

Gechannelt wird meist die geistige Welt. DU kannst natürlich auch Verstorbene channeln, aber dann besteht die Gefahr, dass sich andere dunkle Wesen einklinken bzw. der Verstorbene nicht mehr gehen will. Ich persönlich trete mit verstorbenen Seelen lieber in der Meditation in Kontakt, da dies sicherer ist. Wenn DU Verstorbene channelst, so achte bitte besonders auf DEINEN Schutz und auf den Schutz aller anwesenden Personen. Am besten machst DU diese Energiearbeit nur mit einem erfahrenen Wächter. Egal, welche Wesenheit DU channelst, bitte sie immer höflich herbei, bedanke DICH zum Schluss und verabschiede DICH von ihr. Das ist nicht nur höflich, sondern damit entlässt DU die Energien auch wieder, die sonst an DIR haften bleiben würden. Dass dies zu Komplikationen führen würde, muss ich hier wohl nicht näher erläutern.

Je weniger Personen bei einem Channeling oder einer Invokation anwesend sind, desto leichter ist die Handhabung. Denn DU musst ja für den Schutz aller Personen sorgen und gleichzeitig channeln. Je mehr Personen anwesend sind, desto schwieriger wird es, die Energien zu kontrollieren, und die dunkle Seite hat eine größere Angriffsfläche und kann das Ganze zum Eskalieren bringen.

Channeln oder Invokieren sollte bitte niemals nur zum Spaß gemacht werden, da eine Menge dabei schiefgehen kann, wenn nicht genug Erfahrung besteht – und selbst dann kann noch so einiges an Unerwartetem passieren! Es ist immer gut, jemanden zu kennen, der im Notfall helfen kann. Ohne Übung kein Meister, aber das Üben bringt eben auch Unfälle mit sich. Daran kann man zwar wachsen, aber ebenso untergehen. Gerade solche Channelunfälle verursachen eine Menge psychischer Störungen.

Was noch wichtig zu erwähnen ist: Auch beim Channeln von Lichtwesen sollte DIR klar sein, dass DU auf Bilder, Sätze, Welten stoßen könntest, die DEIN Weltbild heftig ins Wanken bringen könnten. Bist DU bereit dafür?

Invokieren: Lichtwesen in DICH hineinzurufen, sollte bitte nur ein Notfallmittel sein, wenn DU gar nicht weiterweißt. Gerade hier ist es sehr, sehr wichtig, die Energie genau zu kennen, die DU in DEINEN Körper hineinlässt, und körperliche sowie geistige

Gesundheit spielen auch hier eine große Rolle. Wenn die invokierte Wesenheit ein hohes Lichtwesen ist, so kann die hohe Energie DEINEN Körper überfordern und es kann heftige "Nebenwirkungen" wie Übelkeit, totale Erschöpfung über Tage, aber auch Krampfanfälle geben. Und auch hier bitte immer für den Schutz sorgen, denn wenn ein anderes Wesen DEINEN Körper übernimmt, ist dieser erst einmal ungeschützt.

Egal, ob DU nun channelst oder invokierst, schalte bitte bei jeder Eingabe auch DEINEN Verstand ein und überprüfe die Botschaft! Mache nichts, was sich für DICH nicht richtig anfühlt oder gegen DEINE moralischen Einstellungen verstößt! Folge nie einfach treu einer Botschaft, nur weil sie eine sogenannte höhere Wesenheit offenbart! Auch die Lichtwesen sind begrenzt auf ihre Energieebene und können nicht alles wissen.

Befreiung von dunklen Energien

Wenn DU eindeutig festgestellt hast, dass es sich bei der vorhandenen Fremdenergie um eine dunkle bzw. niederschwingende Energieform handelt, kann die Arbeit beginnen. Eines noch vorab: Wenn DEIN Gefühl DIR sagt, dass DU einfach weglaufen solltest, so laufe weg! Lieber einmal zu viel weggerannt und dann mit der Hilfe von Erfahreneren zurückgekehrt, als Federn zu lassen!

Wichtig ist herauszufinden, welche Art der Fremdenergie vorhanden ist. Handelt es sich um eine Anhaftung oder Besetzung, ist es ein Verstorbener, ein Dämon, aus welchem Kulturkreis stammt die Energie? Eine Anhaftung ist leichter zu entfernen als eine Besetzung. Ein Verstorbener ist oft leichter ins Licht zu führen als ein Dämon; ihn zu vertreiben, ist deutlich schwieriger. Eine hinduistische dunkle Gottheit wirst DU nicht mit einem Kreuz vertreiben können. Deswegen ist hier großes spirituelles Wissen von Nutzen. Je mehr Hilfsmittel aus den verschiedenen Religionen und Kulturen DU kennst, desto leichter ist die Arbeit mit Fremdenergien.

Auch hier ist der Schutz der anwesenden Personen und Tiere wieder sehr wichtig. Ja, auch der Tiere. Glaubt mir, es ist nicht witzig, wenn eine dunkle Seele in ein Tier springt und dieses dann steuert! Egal, wer besetzt ist, wenn er oder es DICH angreift, so kannst DU bei der Abwehr leider auch jederzeit den Wirt, also die besetzte Person oder das Tier, verletzen. Also immer schön vorsichtig.

Wenn ein Verstorbener sein Unwesen treibt, ob aus Wut, Trauer, Liebe oder weil er nicht weiß, dass er tot ist, kannst DU ihn ins Licht führen, sofern er bereit dazu ist. Rede mit ihm wie mit einer lebenden Person. Er ist ja schließlich nur in eine andere Energieform übergetreten. Stelle DICH vor, begrüße ihn und frage, wer oder was er ist, warum er da ist und ob DU helfen kannst. Meist bekommst DU sehr schnell eine Antwort. Gehe auf die Seele ein und hilf ihr, wenn DU kannst. Wenn der Verstorbene bereit ist, ins Licht zu gehen, so rufe die Engel und bitte sie, den Lichttunnel zu ziehen, damit die Seele aufsteigen kann. Wenn die Seele Angst hat, so kannst DU sie ihr nehmen, denn es gibt keine Strafe, keine Schuld, keine Qual im Licht. Gott/das Göttliche verzeiht alles und liebt jeden! Auch hier bitte wieder bei allen Helfern bedanken.

Wenn es sich um Dämonen oder ähnliche Wesen handelt, ist es sehr wichtig, in der eigenen Mitte zu sein und all die eigenen dunklen Seiten zu kennen. Diese Wesen setzen dort an, wo immer auch DEINE Schwachstelle sein mag. Wenn DU es dann nicht schaffst, DICH wieder in DEINE Mitte zu stellen, dann haben die dunklen Wesenheiten schon fast gewonnen. Sie leben von Angst, Trauer, Wut und Aggression. Im Idealfall schaffst DU es, DICH in einen Zustand der absoluten Liebe zu versetzen; so können die Wesen DIR nichts anhaben. Wenn DU diese Liebe noch durch den Raum ausdehnen kannst, vertreibst DU die Wesen erst einmal und verschaffst DIR Zeit für weitere Maßnahmen.

Bei dunklen Wesenheiten ist es wichtig zu wissen: Je älter und stärker sie sind, desto besser kennen sie die energetischen Gesetze. Das kann von Vor- und von Nachteil sein.

Ich halte es immer für wichtig, diese Wesenheiten nicht zu zerstören, denn auch sie sind von Gott/dem Göttlichen gemacht und haben ihre Daseinsberechtigung. Im besten Fall lassen sie sich ins Licht führen oder verbannen und/oder suchen sich ein anderes Wirkungsfeld. Bedenke: DU bist nicht Gott und hast nicht zu bestimmen, welches Wesen sein darf und welches nicht! Werde ich allerdings körperlich angegriffen oder besteht Lebensgefahr für ein lebendiges Wesen, so wehre ich mich im Notfall auch mit Zerstörung der Fremdenergie. Aber nur im Notfall!

Es gibt leider keine klare, festgeschriebene Vorgehensweise, die immer hilft. Wenn DU die bis jetzt in diesem Buch beschriebenen Dinge verinnerlicht hast, so hast DU die besten Voraussetzungen, mit Fremdenergien umgehen zu können. DU kennst die energetischen Gesetze, weißt, wie DU DICH schützen und wie DU DIR Hilfe holen kannst. Mache bitte nie den Fehler zu glauben, dass das, was einmal geholfen hat, immer hilft. Versuche, DEIN Wissen immer zu aktualisieren, und kombiniere alles, was DU gelernt hast, miteinander, so hast DU ein großes Arsenal, mit dem DU arbeiten kannst. Fülle und aktualisiere DEINEN Werkzeugkasten ständig.

Noch mehr Übungen

Innerer Frieden

Beim tiefen Einatmen denkst DU »Erfüllung«, und beim tiefen Ausatmen denkst DU »Erlösung«.

Mindestens sieben Mal wiederholen.

• • •

In die Mitte kommen

Stell DICH so hin, dass DU einen festen Stand hast, und stelle DIR nun vor, wie DU beim Einatmen Licht aus Mutter Erde in DEINEN Bauch einatmest. Wiederhole das sieben Mal. Dann stelle DIR vor, wie DU beim Einatmen Licht aus dem Himmel in DEINEN Bauch einatmest. Wiederhole das sieben Mal. Beim nächsten Einatmen atmest DU Licht aus Mutter Erde und

Vater Himmel gleichzeitig in DEINEN Bauch
ein.

Ebenfalls sieben Mal wiederholen.

• • •

Chakra-Ausgleich
mit den 8 Chakren

Ausgleich 1. und 8. Chakra:
Lege eine Hand ca. 20 bis 30 Zentimeter
über das Kronenchakra, dann bist DU beim
8. Chakra, DU wirst es spüren. Die andere
Hand über das Wurzelchakra halten und geschehen lassen.

Ausgleich 2. und 7. Chakra:
Lege eine Hand über das Kronenchakra, die
andere über das Sakralchakra und lasse geschehen.

Ausgleich 3. und 6. Chakra:
Lege eine Hand über das Stirnchakra, die
andere über das Solarplexuschakra und
lasse geschehen.

Ausgleich 4. Chakra und 5. Chakra:
Lege eine Hand über das Herzchakra und
die andere über das Halschakra.

Lasse die Hände jeweils so lange in der
entsprechenden Position, bis DU spürst,
dass die Energie ausgeglichen wurde.

• • •

Energiestellen für Anfänger

Lege DICH in DEIN Bett und sage zu der Matratze, während DU sie anfasst: »Du bist die
Liebe.« Sage zu DEINER Bettdecke, während
DU sie anfasst: »Du bist die Selbstliebe.« Und
nun lege DICH unter die Decke und spüre in
DICH hinein. Dann sage wieder zur Matratze,
während DU sie berührst: »DU bist das Ver-
trauen.« Sage zur Bettdecke, während DU
sie berührst: »Du bist die Gesundheit.« Dann
spüre wieder in DICH hinein. Vergleiche DEINE
Wahrnehmung. Nun sage der Matratze, indem DU sie berührst: »Du bist wieder Matrat-

ze, und ich danke dir, dass du dich zur Verfügung gestellt hast.« Sage nun zur Bettdecke, während DU sie berührst: »Du bist wieder Bettdecke, und ich danke dir, dass du dich zur Verfügung gestellt hast.« Und nun nimm wahr, was DU fühlst.

• • •

Energiestellen für Fortgeschrittene

Experimentiere mit Matratze und Bettdecke, wie oben beschrieben, alle möglichen Energien durch. die DICH interessieren.

• • •

Wahrnehmungsübung Geister

Besuche einen Friedhof und spaziere über ihn. Während des Spazierens achtest DU auf DEINE Wahrnehmungen und Gefühle. Wann verändert sich die Temperatur, hast DU das Gefühl, als ob DICH etwas berühre? Kannst DU Geister wahrnehmen? Suche Gräber auf, die verlassen und ungepflegt aussehen, und schicke den Toten Licht und Liebe. Achte darauf, wie sich die Energie verändert.

• • •

Seelen ins Licht führen für Anfänger

Wenn DU auf dem Friedhof Seelen wahrnehmen solltest, die umherschwirren, so bitte die Engel, einen Lichttunnel zu ziehen, und sage der Seele/den Seelen, dass sie jetzt, wenn sie das möchte/n, ins Licht gehen kann/können. Die Engel werden ihr dabei helfen. Du kannst statt der Engel auch Lichtwesen rufen.

• • •

Erdung

Lege DICH ausgestreckt flach auf den Rücken. Fühle den Boden unter DIR. Begrüße Mutter Erde und verbinde DICH mit ihr, indem DU immer tiefer in sie sinkst ... Schicht für Schicht, bis DU in ihrer Mitte angekommen bist. Höre das Lied der Erde und was sie DIR zu sagen hat. Komme zurück, indem DU wieder Schicht für Schicht höher gleitest, bis DU wieder an der Oberfläche bist, und bedanke DICH bei Mutter Erde für ihr Sein. Dann komme ins Hier und Jetzt zurück, indem DU die Augen öffnest und DICH reckst und streckst.

● ● ●

Schnell-Cutting

Wenn DICH ein Gedanke an eine Person nicht loslässt, so stelle DIR ein dickes Kabel vor, welches die Verbindung zwischen EUCH ist. Nun zerreiße dieses Kabel in Gedanken in der Mitte und wirf die Enden weg.

Denke daraufhin an etwas, was DICH entspannt.

● ● ●

Schutz vor ungewollten Gästen

Den Tyr-Kreis hast DU schon in dem Kapitel »Schutz« kennengelernt. Das Tyr-Symbol, also der nach oben zeigende Pfeil, kann auch noch auf andere Weise zum Schutz

139

verwendet werden. Male mit Kreide mehrere dieser Pfeile unter DEINE Fußmatte vor der Eingangstür, das heißt mit der Pfeilspitze zum Flur hin. Negative Energien werden so nicht über die Schwelle kommen. Beobachte auch, ob sich DEINE Besucher eventuell anders verhalten, wenn sie vor DEINER Tür stehen.

. • .

Unkonventionelle Haussegnung

Nachdem DU DEINE Wohnung geputzt hast, nimm einen Eimer klares Wasser und segne ihn – oder besorge DIR Weihwasser, wenn DU DIR die Segnung nicht selbst zutraust. Dann wische die Böden und Schränke damit, und DU wirst staunen, was alles passieren kann …

. • .

Auflösung von negativem Karma

Stelle DIR in Gedanken jeden Menschen, jedes Tier und jede Wesenheit vor, die DU in DEI-

NEM Leben bis jetzt verletzt hast. Gehe von Beginn DEINES jetzigen Lebens bis zu DEINEM Hier und Jetzt alle einzeln durch und sage jedem Einzelnen: »Ich bitte für alles, was ich dir gesagt, über dich gedacht und was ich dir angetan habe, das nicht in der Liebe war, um Vergebung. Und alles, was du mir gesagt, über mich gedacht und was du mir angetan hast, das nicht in der Liebe war, das vergebe ich dir.«

Achtung: Kann heftig werden, hat aber auch eine sehr gute Wirkung!

• • •

Auflösung von negativem Beziehungskarma

Stelle DIR in Gedanken alle DEINE Expartner und/oder ehemaligen Freunde vor. Gehe nun von einem zum anderen und sage folgende Worte: »Ich bitte für alles, was ich dir gesagt, über dich gedacht und was ich dir angetan habe, das nicht in der Liebe war, um Vergebung. Und alles, was du mir gesagt,

141

über mich gedacht und was du mir angetan hast, das nicht in der Liebe war, das vergebe ich dir.«

Achtung: Kann heftig werden, hat aber auch eine sehr gute Wirkung!

• • •

Auflösung von negativem Berufs-/Arbeitsplatzkarma

Stelle DIR in Gedanken DEINE ganzen Arbeitsplätze der letzten Jahre vor. Gehe die Firmen, die Chefs und die Mitarbeiter einzeln durch und sprich jeweils folgende Worte: »Alles, was ich dir gesagt, über dich gedacht und dir angetan habe, was nicht in der Liebe war – dafür bitte ich um Vergebung.«

Achtung: Kann heftig werden, hat aber auch eine sehr gute Wirkung!

Schlusswort

Ich hoffe, dass ich DIR ein gutes Grundwissen für DEINEN Weg mitgeben konnte. Wenn DU Fragen zu den aufgeführten Themen hast, so kannst DU DICH gerne mit mir in Verbindung setzen. Ich werde versuchen, alle Fragen zu beantworten.

Ich wünsche DIR, dass DU DEINEN eigenen Weg findest, auf dem DU glücklich bist und DEINE Sicht der Dinge lebst.

Ich wünsche DIR Liebe, Glück, Gesundheit, Reichtum, Freude und Erfolg auf DEINEM Weg!

Be blessed,
Iris

Quellen

Adrienne, Carol *Erkenntnis und Zufall*

Anand, Margot *Ekstase für jeden Tag*

Andrews, Ted *Kleines Lehrbuch für Heiler*

Banzhaf, Akron Hajo *Das Crowley-Tarot*

Boerner, Moritz *Das Tao der Trance*

Bolen, Shinoda Jean *Göttinnen in jeder Frau*

Byrne, Rhonda *The Magic*

Dahlke, Ruediger *Der Körper als Spiegel der Seele*

Dahlke, Ruediger *Aggression als Chance*

Dahlke, Ruediger *Krankheit als Weg*

Daimler, Renate *Basics der Systemischen Strukturaufstellungen*

Dalberg, Andreas *Der Weg zum wahren Reiki-Meister*

Dorje Tobkyi, Rangdrol *Tibetisches Mantraheilen*

Gabriel, Vicky u. Anderson, William *Naturpfade*

Gabriel, Vicky u. Anderson, William *Wege zu den alten Göttern*

Haich, Elisabeth *Einweihung*

Hay, Louise L. *Heile deinen Körper*

Herz, Monika *Alte Heilgebete*

Hosak, Mark u. Lübeck, Walter *Das große Buch der Reiki-Symbole*

Hulnick, Ronald u. Hulnick, Mary R. *Mein Seelenauftrag*

James, Eliott *Licht auf den Alltag*

Jordan, Harald *Orte heilen*

Jung, C. G. *Über die Liebe*

Kingston, Karen *Feng Shui gegen das Gerümpel des Alltags*

Kingston, Karen *Heilige Orte erschaffen mit Feng Shui*

Kraus, Andrea *Lichtkörpersymptome, Band I und Band II*

Millman, Dan *Der Pfad des friedvollen Kriegers*

Millman, Dan *Die Rückkehr des friedvollen Kriegers*

Millman, Dan *Die zwölf Entwicklungsschritte des friedvollen Kriegers*

Millman, Dan *Socrates: Der friedvolle Krieger*

Minatti, Ava *Der Schlüssel der Isis*

Racenwolf, Silver *Mindlight*

Schneider, Jakob Robert *Das Familienstellen*

Schober-Howorka, Jasmin *Familienaufstellung und frühere Leben*

Sharamon, Shalila u. Baginski, Bodo J. *Das Chakra-Handbuch*

Teuffenbach von, Alexandra *Der Exorzismus*

Twyman, James F. *Der Moses Code*

Ulsamer, Bertold *Spielregeln für Paare*

Weltzien von, Diane *Das Tantra Praxisbuch*

Yogananda, Paramahansa *Autobiographie eines Yogi*

Über die Autorin

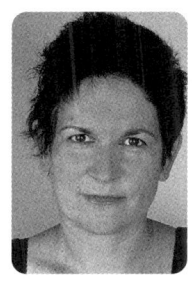

Iris A. Hicking, Jahrgang 1971, Löwe mit Aszendent Zwilling, hat dieses Buch in einer Phase langer Schlaflosigkeit durch eine PTBS geschrieben. Ihr wurde schon früh gesagt, dass sie unbedingt ein Buch schreiben solle, und auch die geistigen Ebenen drängten sie immer wieder dazu. Doch sie weigerte sich, weil sie der Überzeugung war, dass schon alles Wichtige gesagt worden sei. Erst durch die Krankheit gab sie ihren Widerstand auf – und wurde mit Fertigstellung des Manuskriptes gesund. Sie wollte nie das sein, was sie jetzt ist: Hexe, Heilerin, Medium. Jetzt aber genießt sie zu sein, was sie ist.

Die Autorin hat abgeschlossene Ausbildungen als dipl. Kosmetikerin, Apothekenhelferin und

Arztsekretärin, zudem hat sie psychologische Beratung studiert. Neben ihrer Heiler- und der Runenausbildung hat sie die Reiki-Großmeistergrade abgelegt.

Weiterführende Informationen zu
Büchern, Autoren und den Aktivitäten
des Silberschnur Verlages erhalten Sie unter:
www.silberschnur.de

Natürlich können Sie uns auch gerne den
Antwort-Coupon aus dem beiliegenden
Lesezeichenflyer zusenden.

Ihr Interesse wird belohnt!

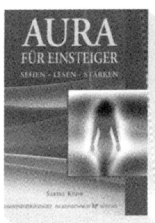

Sabine Kühn

Aura für Einsteiger

sehen · lesen · stärken

Jeder Mensch kann Auren sehen und lesen – auch ohne über mediale Begabungen zu verfügen. Die erfahrene Aura-Fotografin Sabine Kühn bietet einfache Anleitungen und praktische Übungen, mit denen Sie schnell und einfach die Grenzen Ihres physischen Sehens erweitern. Sie lernen, feinstoffliche Aspekte von Menschen wahrzunehmen und die Aura zu lesen und zu deuten, ja sogar zu stärken. Auralesen wird eine Bereicherung für Ihr Leben sein: Es unterstützt Entscheidungen aller Art, stärkt das Selbstvertrauen und bringt Harmonie in zwischenmenschliche Konflikte.

192 Seiten, mit Farbteil, broschiert
ISBN 978-3-89845-407-0
€ [D] 6,95

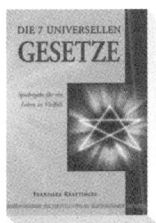

Franziska Krattinger

Die 7 universellen Gesetze

Spielregeln für ein Leben in Vielfalt

Das Leben folgt universellen Gesetzen. Wer diese begreift, kann sich alle Lebensformen, Situationen und Realitäten erklären. Diese universellen Gesetze gelten auf allen Ebenen und in allen Bereichen. Niemand kann sich ihnen entziehen. Dieses Handbuch vermittelt durch praktische Übungen und gelebte Beispiele aus dem Alltag die entscheidenden Spielregeln für ein Leben in Fülle! Es zeigt, wie man seine Kraft am besten einsetzt, um seine Ziele stets zu erreichen. Die beschriebenen Gesetze gelten für alle – und wer sie beherrscht, ist somit Herr über seine Realität.

152 Seiten, broschiert
ISBN 978-3-89845-266-3
€ [D] 6,95

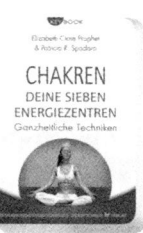

240 Seiten, broschiert,
mit abgerundeten Ecken
ISBN 978-3-89845-567-1
€ [D] 11,00

Elizabeth Clare Prophet & Patricia R. Spadaro

Chakren – Deine sieben Energiezentren
Ganzheitliche Techniken

Basierend auf der Lehre vom feinstofflichen
Energiesystem unseres Körpers vermittelt dieses
Buch kraftvolle Einsichten, um Heilung und
Gleichgewicht zu erlangen.
Dank ganzheitlicher Techniken zur Wiederher-
stellung der energetischen Balance unseres
Körpers – angefangen bei Homöopathie über
Vitamine und Heilbäder bis hin zur Arbeit mit
Meditationen und Visualisierungen – lernen
wir, unsere Seele über die sieben Schritte des persönlichen Wachstums
voranzubringen und unsere wahre Vitalität zu erreichen.

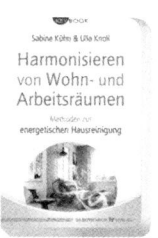

128 Seiten, broschiert,
mit abgerundeten Ecken
ISBN 978-3-89845-620-3
€ [D] 11,00

Sabine Kühn & Ulla Knoll

**Harmonisieren von Wohn- und
Arbeitsräumen**
Methoden zur energetischen Hausreinigung

Wenn negative Energien in einem Raum schwingen, bedarf es positiver Elemente, um den Raum
zu harmonisieren.
Um einen solchen Raum wirklich zu »reinigen«,
stellen Ihnen die beiden erfahrenen Autorinnen
hier verschiedene Reinigungsmethoden vor, die
von »Räuchern« über »Klang« bis zur »inneren
Reinigung« reichen.
So können auch Sie dank energetischer Reinigung zu mehr Wohlbefinden, Ruhe und Harmonie in Ihren Wohn- oder Arbeitsräumen finden.

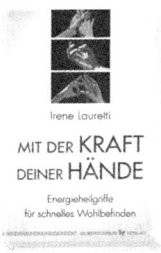

Irene Lauretti

Mit der Kraft deiner Hände

Energieheilgriffe für schnelles Wohlbefinden

Jederzeit schnell und effektiv Ihre Gesundheit stärken, Beschwerden lindern und Ihre Energiereserven auffüllen:
Irene Lauretti zeigt Ihnen, wie Sie Ihre Selbstheilungskräfte mobilisieren. Durch sanftes Halten der Finger und Berühren bestimmter Energiepunkte am Körper erreichen Sie jeden Bereich Ihres Seins. Die Heilgriffe geben Ihnen in jedem Augenblick genau das, was Ihr Körper und Ihre Seele gerade benötigen! Erreichen Sie ab sofort einfach und schnell mehr Wohlbefinden, Gesundheit und Vitalität!

128 Seiten, 4-farbig,
wattiert, gebunden
ISBN 978-3-89845-499-5
€ [D] 12,95

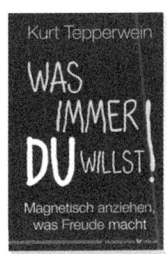

Kurt Tepperwein

Was immer du willst

Magnetisch anziehen, was Freude macht

Jeder Mensch besitzt magnetische Kräfte. Er strahlt nicht nur etwas aus, sondern verfügt auch über eine unbewusste Anziehungskraft. Mit Hilfe dieses Buches zeigt Ihnen Kurt Tepperwein, wie Sie Ihre Sinne schärfen und Ihre Magnetkräfte aktivieren können, um Ihrem Leben eine Richtung zu geben, die nicht nur befriedigend ist, sondern die Sie wirklich zufrieden und glücklich macht. Wenn Sie also magnetisch anziehen wollen, was Freude macht und sich nebenbei von alten Gewohnheiten trennen möchten, halten Sie das absolut richtige Buch in der Hand. Es ist an der Zeit, dass Sie bekommen, was immer Sie wollen!

136 Seiten, broschiert
ISBN 978-3-89845-608-1
€ [D] 12,00

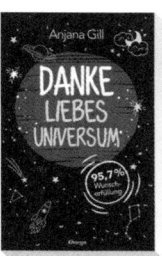

Anjana Gill

Danke, liebes Universum
95,7% Wunscherfüllung

Du und das Universum – da geht was!
Es funktioniert tatsächlich. Absolut faszinierend.
Das Universum erfüllt Wünsche.
Seit ich angefangen habe, das Universum zu 'testen', kann ich nur noch lachen, staunen und mich freuen. Es ist fast unglaublich, was auf einmal alles möglich ist.
Die Frage ist jetzt doch nur noch: Wird das Universum auch deine Wünsche erfüllen?
Ja klar, wird es das.

208 Seiten, 2-farbig,
broschiert
ISBN 978-3-89845-610-4
€ [D] 12,00

Locker und mit viel Witz zeigt dir Anjana Gill, wie auch du deine Wünsche vom Universum erfüllt bekommst.

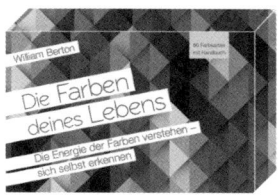

William Berton

Die Farben deines Lebens
Die Energie der Farben verstehen – sich selbst erkennen

Mit diesem Farbtest erkennen Sie Ihre Stärken und Schwächen.
Denn Rot ist nicht gleich Rot, und Grün ist nicht gleich Grün – daher liegt hier ein besonderes Augenmerk auf den verschiedenen Nuancen der

80 Farbkarten mit 112 Seiten
Handbuch, in Box
ISBN 978-3-89845-635-7
€ [D] 18,00

Farben, mit denen jeder individuelle Persönlichkeitstyp besser verstanden werden kann. Das beiliegende Buch liefert Schritt-für-Schritt-Anleitungen zur effektiven Nutzung der Farbkarten. Daneben erklärt es jede Farbbedeutung für einen schnellen Einstieg und aussagekräftige Ergebnisse.